Estoy embarazada, ¿Y ahora qué?
Guía útil para el embarazo

LAURA CRESPILLO LÓPEZ

Bajo la supervisión de Susana Bravo,
MATRONA experta en Método AIPAP.

Copyright © 2017 Laura Crespillo López

All rights reserved.

crespilloescritora@gmail.com

ISBN-13:
9781976283888,

ISBN-10:
1976283884

A ADRIÁN PLAZA CRESPILLO, MI HIJO.
Y A DAVID PLAZA, MI MARIDO.
GRACIAS POR TU AYUDA EN TODO.

LAURA CRESPILLO LÓPEZ

Espero que te guste y sobre todo que te sirva.
Sé muy feliz con tu bebé y disfruta de cada instante de tu vida... ¡Sé feliz! Es el mejor consejo que te puedo dar.
Laura Crespillo López.
un beso.

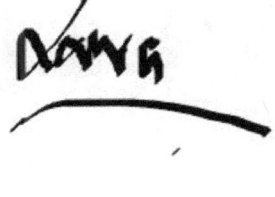

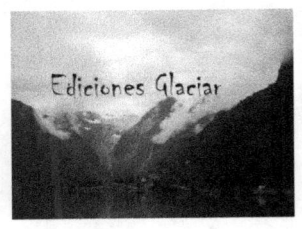

ÍNDICE

1	Estoy embarazada, ¿y ahora qué?	1
2	Primeros consejos	2
3	Comidas prohibidas	3
4	Alcohol, tabaco, drogas, medicamentos y radiaciones	5
5	Gran consejo	11
6	Higiene, ropa y calzado	12
7	Seguimiento del embarazo	14
8	Cursos de preparto y postparto	18
9	Ejercicios de suelo pélvico	20
10	Masaje perineal	22
11	Donación del cordón umbilical	24
12	La baja laboral	25
13	Qué compro	26
14	¿Qué tengo que llevar al hospital?	31
15	El papel de la pareja	33
16	Vamos a organizarnos para cuando nazca el bebé	34
17	El parto	36
18	Puerperio. Cuidados del postparto	44

19	Lactancia, biberón o ambas	48
20	Cuidados del recién nacido	51
21	Cosas raras del recién nacido que debes saber para no asustarte	59
22	El llanto del bebé. ¿Qué le pasa?	64
23	Falsas creencias y mitos	68
24	Los papeles	70
25	Webs de consulta importantes	74
26	Anexo: método AIPAP	75
27	Cosas chulas para hacer con tu tripa	77

AGRADECIMIENTOS

Quiero dar las gracias a mi marido, David Plaza, por la paciencia infinita que tuvo durante todo mi embarazo. Gracias, cariño, eres el amor de mi vida.

Agradecer a mi familia (padres, suegros, hermanos y hermanas) toda la ayuda que me han brindado.

Mamá gracias por darme la vida.

También, quiero agradecer a las matronas que me aconsejaron y dieron las clases de preparto, en especial a Ana Isabel del Centro de Salud de La Fortuna "Marie Curie" y a las del Hospital HM Puerta del Sur (Belén con la que me abracé nada más saber que estaba embarazada y demás chicas), y sobre todo a mi ginecóloga Carolina Cantos.

Gracias Susana Bravo por tu exhaustiva supervisión, me has sido de gran ayuda y una gran profesional. Cada día ayudas a más mamis a sacar sus embarazos adelante de una forma sana y placentera... en el agua.

Y, no me puedo olvidar del grupo de "embarazadas de la Fortuna", con las que compartí algo más que desayunos.

Gracias Lorena Romero por tu ayuda. Eres un sol.

Y gracias a todas las mamás y papás que me aconsejaron y contaron su experiencia para que este libro fuese lo más útil y realista posible.

1 ESTOY EMBARAZADA, ¿Y AHORA QUÉ?

Esta breve guía pretende ser una ayuda, especialmente para las mamás primerizas que, como yo hace unos meses, no tienen mucha idea de qué es eso de ser mamá. Una cosa es lo que leemos y otra muy distinta la realidad. Yo, aquí, voy a intentar ser realista pero me baso en mi experiencia personal y el de otras mamis que me rodean, seguramente otras mamás te cuenten experiencias diferentes, pero lo esencial seguro que coincide. Al leer qué me ocurrió a mí, y ver que muchas de esas cosas te van pasando a ti también, deseo que te haga más llevadera la espera. Se hace todo muy largo y pesado, eso es lo primero que tienes que saber.

Lo segundo, es que yo no soy doctora ni similar, soy profesora de Lengua y Literatura, y he confeccionado esta guía con las pautas que me han dado en dos cursos preparto (uno por la seguridad social y otro por la privada), con la experiencia propia y las lecturas de otros manuales más complejos. Lo que me decidió a escribirlo es que creo que son poco realistas desde el punto de vista de cómo "sufre/disfruta" la madre el embarazo, nuestros pensamientos más negativos (los positivos te los recalca todo el mundo mil veces, ya lo verás), nuestras frustraciones previas, lo que más nos incómoda y lo que más placer nos da. Voy a intentar reflejar esto junto con muchos consejos prácticos y todo de una forma breve, para consultarlo rápidamente.

Quiero que tengas claro que es MI PUNTO DE VISTA BASADO EN MI PROPIA EXPERIENCIA, pero debes acudir SIEMPRE a los especialistas de tu centro médico, ellos son los que más saben.

¡¡¡Suerte y a por todas!!!

2 PRIMEROS CONSEJOS

Lo primero que te aconsejo es que vayas a tu ginecólogo habitual para corroborar que efectivamente estás embarazada. El/La especialista te hará una ecografía y un análisis, y de este modo, corroborará que estás en cinta. Si todo es positivo, ¡enhorabuena! Vas a ser mamá, te esperan unos meses curiosos, intensos y largos.

CONSEJO: lleva tu prueba de embarazo cuando vayas al médico para enseñársela. La mía conforme la vio dijo "sí, estás embarazada, no hay duda".

La primera reacción fue "no me lo puedo creer", y para eso que yo lo estaba buscando, y después, nervios, nervios y más nervios.

Te mandarán alguna prueba, y a partir de ahí, una detrás de otra. No te preocupes por estas cuestiones, tu médico te va a ir diciendo qué tienes que hacer en cada momento, las ecografías que te corresponden, la prueba de la curva (hablaremos de ella), etc. Eso no tienes por qué llevarlo controlado (aunque intentes controlarlo todo, no puedes) porque lo hace el médico por ti.

Tienes que empezar YA a controlar lo que comes, con facilidad cogerás mucho peso y eso ES NEGATIVO, bajo ningún concepto deberás comer por dos, hay que intentar mantenerse ágil. Establece unas pautas de gimnasia diarias, yo te recomiendo andar y hacer ejercicio en la piscina o mar (Te recomiendo el método AIPAP). En el agua es donde más cómoda estaba, puedes moverte sin sentir ese gran peso que aumenta en ti. Te van a dar una lista de alimentos que puedes comer y que no puedes comer. Se trata de prevenir la listeria y la toxoplasmosis, entre otras cosas. Yo te voy a resumir los que no y te daré alguna alternativa para ellos, si existe.

3 COMIDAS PROHIBIDAS

Se resumen en comidas crudas o/y con bacterias. Esto quiere decir:

- La leche y sus derivados deben estar pasteurizados. Y si es queso, además, semicurado o curado y siempre pasteurizado.
- Los ahumados ni los toques.
- Jamón Serrano. Si es de cinco jotas, puedes comerlo, otra cosa es que puedas pagarlo. La alternativa es congelarlo a más de 50° durante al menos tres días, luego lo sacas, lo metes en la nevera y cuando se haya descongelado puedes comerlo. No está tan malo como parece.
- Jamón Serrano, Chorizo, salchichón y lomo... puedes comerlos si los cocinas muy bien, mejor cocido o guisado, pero muy hecho. Yo los hago cocidos con la pasta, por ejemplo.
- El jamón York, el chóped, el pavo... al estar ya cocidos puedes comerlos con tranquilidad.
- El pescado y la carne que comas deben estar muy hechos, nada de en su punto ni similar, todo bien cocinado y a temperaturas altas.
- Las verduras y frutas tienen que estar lavadas con unas gotas (y digo unas gotas y no un chorreón) de lejía o con Amukina (supongo que habrá más marcas, pero no las conozco). Lo dejas todo bien en remojo durante 15/20 minutos y después lo lavas con abundante agua. Yo lo dejaba secar después y lo metía en la nevera ya desinfectado.
- Los platos precocinados o comidas que

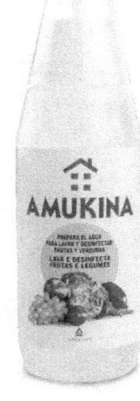

tengamos que recalentar debemos hacerlo a más de 50º C.

-No puedes comer: salchichas Frankfurt sin cocinar bien, hasta que se haga el centro de la salchicha, quesos blandos, azules o blancos (la mozzarella sí), patés, marisco crudo o sushi, ensaladas que NO prepares tú con la desinfección de la lejía o amukina.

CONSEJO: no DEBES comer bollos, galletas... industriales. Es muy buen momento para aprender a hacer tus propias magdalenas. A mí se me da fatal la cocina y sin embargo aprendí a hacer tartas, magdalenas y muchas cosas más. Además de estar rico, rico y ser sano, sano, me sentía bien por haberlo logrado.

CONSEJO: no tomes infusiones. Muchas son abortivas.

CONSEJO: después de manipular carne, pescado, fruta o verdura lávate bien las manos con jabón.

CONSEJO: mantén limpia tu nevera.

CONSEJO: cuando abras una lata cómetela en breve, si no, pásaselo a alguien que no esté embarazado. Tú no te la comas.

CONSEJO: evita el contacto con la tierra y todo lo que esté en ella, y si la tocas lávate bien las manos.

Ah, ¡cuidado con los gatos! Debes desinfectar con lejía o meter en agua hirviendo sus utensilios, no al gato.

4 ALCOHOL, TABACO, DROGAS, MEDICAMENTOS Y RADIACIONES

En general, a todo NO. Pero...
Café puedes tomar uno al día no muy cargado, o alguna coca cola light o zero cuando salgas, no pasa nada.

Si ya fumabas antes de quedarte embarazada, te van a decir que reduzcas el consumo del tabaco al mínimo, porque la ansiedad de querer fumar y no poder afectan mucho al feto. Si puedes, deja de fumar ANTES de quedarte embarazada. Evidentemente, no es bueno ni para el bebé (en la tripa o fuera de ella) ni para ti. Pero esto tú ya lo sabes.

Con respecto al alcohol ----- NO.
Con respecto a las drogas ----- NO.

Los medicamentos, compleja cuestión.
Todo depende. Aunque prima la seguridad del bebé, la madre (nosotras) seguimos siendo personas y poniéndonos malas. Hay medicamentos que podemos tomar SIEMPRE BAJO PRESCRIPCIÓN MÉDICA, pero debemos hacerlo con cuidado y el menor tiempo posible. LO QUE NOS DIGA EL MÉDICO Y PUNTO.

De hecho, vas a sufrir muy posiblemente los siguientes inconvenientes que te voy a describir. Es probable que haya más, te cuento los que viví yo y las embarazadas que me rodeaban.

<u>En el primer trimestre:</u>

- Ardores, náuseas y vómitos.
- Estreñimiento o Diarrea.
- Aumento de pecho con el correspondiente dolor.
- Mucho sueño.
- Falta de memoria y despiste generalizado.

En el segundo trimestre:
-Náuseas.
-Dolor de espalda o lumbalgia.
-Dolor de piernas, pies y pechos.
-Dolor de vagina, y de los laterales de la tripa por el crecimiento de esta.
-Dolor de cabeza.
-Estreñimiento o Diarrea.
-Cansancio por no poder dormir.
-Manchas en la cara o melasma.
-Falta de memoria y despiste generalizado.

En el tercer trimestre:
-Hemorroides. (Lo peor)
-Estreñimiento o Diarrea.
-Pesadez continúa.
-Cansancio por no poder dormir.
-Ardores.
-Patadas y puñetazos dolorosos del bebé.
-Contracciones.
-Candidiasis.
-Dolor de pecho, pies, piernas, cabeza, vagina, tripa y ano.
-Anemia.
-Insomnio.
-Ansiedad.
-Falta de memoria y despiste generalizado.
- Ahogos, sobre todo al subir cuestas, escaleras o tumbarme.

Y LO MÁS DESTACADO DE TODO: durante todo el embarazo entero desde el día 1 de embarazo hasta el final, gracias a nuestra revolución hormonas, estarás con muuuuuuuuuuuuuuuuuuuchos altibajos emocionales. Lloras, ríes, te enfadas, te sientes superfeliz, supertriste, te cabreas, quieres, amas, odias... y todo en un par de horas.

Mucha paciencia a las parejas, deben tener en cuenta que NO lo podemos controlar. Son las hormonas que están locas y nos vuelven locas. Bastante tenemos con todo lo que nos pasa en nuestro cuerpo y mente como para estar pendiente de las hormonas. Recuerdo que me pasé varios días llorando porque se me había puesto mala una piña en la nevera, con eso os digo todo.

¿Qué podemos tomar si nuestro médico lo cree oportuno?

Para los dolores en general, paracetamol. NO abuses, si puedes aguantarlos, mejor.

Para los ardores, chupitos de leche fría. Esto puedes hacerlo sin decírselo al médico. También, tu médico te puede recetar RANITIDINA NORMON, que no afecta al bebé y alivia. Te tomas una al día o podemos tomar hasta tres al día si usamos GAVISCÓN, que es como el Almax pero para embarazadas. Para este, tampoco hace falta receta del médico, es mucho más rápido e inmediato que la Ranitidina pero es para momentos puntuales.

Para las náuseas y vómitos, no los tienes por qué aguantar, son horribles. Tu médico te puede recetar CARIBAN, a mí me sentó genial, ojalá lo hubiese tomado desde el principio. Supongo que habrá más, pero yo os pongo el que usé.

Para la lumbalgia, el paracetamol, aplicar calor quince minutos y yo me di un masaje con un especialista que me vino de perlas, pero hay gente que no lo recomienda. A mí me vino genial. Se supone que durante el primer trimestre no debes darte masajes en el vientre, lumbares y articulaciones pero después no hay ningún problema. Yo os lo aconsejo si sufrís de la espalda o ciática. Aunque, os encontraréis con fisios que no tocan a las embarazadas por si acaso.

Para los tirones de la tripa: la mía creció mucho de golpe, sentía que me estiraban de la piel para arriba con muy "mala leche" y me dolía bastante, para evitar esto e intentar que no te salgan muchas estrías CREMA A TOPE POR LA TRIPA, PECHOS, PIERNAS... en el mercado hay mil. Prueba a ver cuál te va mejor, cuanta más grasas sean mejor, mucha gente recomienda la crema de NIVEA, del bote azul de toda la vida por ser muy espesa y grasa. Yo utilicé todas que las cayeron en mis manos. Podéis aprovechar el momento crema, para que os la den...De las mejores que he probado y encima de las más baratas, tenéis la NIVEA DE TAPA AZUL de toda la vida.

Para la candidiasis, vuestro médico os mandará unos óvulos. No os va a picar, sabréis que algo pasa por ahí abajo porque aparece en vuestras bragas (que deben ser de algodón siempre) un flujo espeso y blanco inusual. Si veis esto, al médico ese mismo día, porque además es contagioso y se lo pegaréis a vuestra pareja. Es muy común en las embarazadas. Al igual que las infecciones de orina, en cuanto pique... al médico.

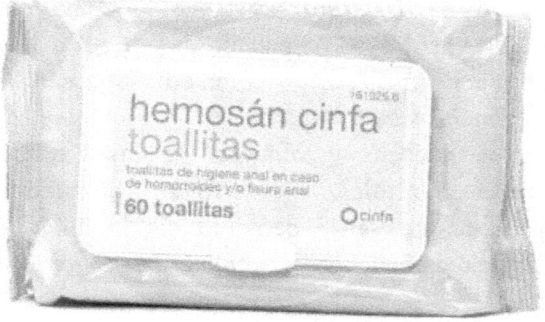

Debéis mantener las partes íntimas secas, lavaros UNA vez al día y secaros muy bien.

Para las hemorroides, las puedes tener antes y después del parto, sin duda, para mí fueron lo peor. Alivia echarse agua fresca o incluso ponerse hielo con un paño para bajar la inflamación. Hay toallitas para hemorroides, que después de ir al baño te las pasas a modo de toques, nunca restregando, y luego te las dejas un poco y uffffffffffff... que alivio. Las que a mí me dieron fueron las de la foto. Además, use una crema que me ayudó MUCHO. ¡¡Bendita crema!! Cuidado: no podéis usar cualquiera, la mayoría NO pueden ser usadas por embarazadas o mujeres lactantes.

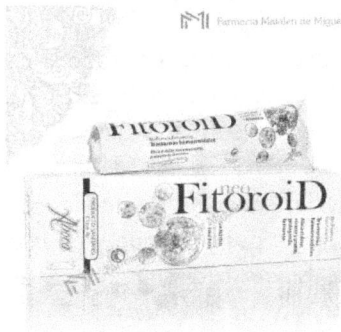

FITOROID ha sido la que yo he utilizado. Os la recomiendo muchísimo y la podéis usar sin receta médica. Al igual que las toallitas.

Para prevenir las manchas en la cara, antes de salir a calle SIEMPRE date crema protectora de +50. Hay mil en la farmacia.

Para la anemia, si te da, que suele ser en el tercer trimestre porque tu bebé chupa mucho de ti y te quedas más flojilla, te mandan suplementos vitamínicos y ya está.

Normalmente, tenemos el hierro bajo, si este es tu caso, recuerda que hay que tomarlo en ayunas con un zumo de naranja y después no tomar nada en media hora. Es la mejor manera que existe para que el hierro se absorba bien.

ADVERTENCIA: al tomar el hierro tus heces se vuelven casi negras, no te asustes porque es normal.

Hay un suplemento que nos mandan a todas incluso antes de estar embarazadas, seguro que lo has oído, es el Ácido fólico. Es muy importante que lo tomes durante todo el embarazo, entre otros beneficios, hace que tu bebé no tenga la espina bífida.

Para el resto de molestias, básicamente hay que aguantarse. Te puede dar o por el estreñimiento o por la diarrea, en ambos casos la alimentación que lleves es fundamental. Díselo a tu médico, sobre todo si es extremo. Lo del sueño es algo bastante exagerado, yo pasé época de dormir mucho y en cualquier sitio y otras épocas en las que no tenía sueño o que directamente el bebé no me dejaba dormir porque no paraba de moverse. Cuanto más tranquila estés, más se moverá él.

CONSEJO: toma mucha fruta fresca y verduras todos los días, mínimo cinco raciones en total. Aumenta la ingesta de leche y derivados, pasteurizados, ya lo sabes. Aumenta el consumo de agua.
CONSEJO: procura no excederte en el consumo de refrescos con gas, solo provocarán hinchazón, y te aseguro que ya vas a sentirte hinchada. Además, los gases van a acompañarte en todo este proceso. Intenta no meter más por tu cuenta.
CONSEJO: Evita la cafeína. No le hace ningún bien a tu bebé ni a ti. Un café o una coca cola al día lo puedes ingerir, pero no más. Y nada de tés o infusiones. Puedes tomar zumos, batidos, refrescos sin gas, limonada, échale imaginación sana y seguro que se te ocurren más alternativas.

Con respecto a las RADIACIONES (RAYOS X), hay que evitarlos a toda costa. Si tu médico cree que es estrictamente necesario hacerte una radiografía, él es el experto y te la haces pero tú huye de los lugares en donde estés expuesta, y tampoco te acerques a personas que hayan radiado hace poco. Puede afectar mucho a tu bebé.

NOTA IMPORTANTE: el resto de enfermedades pueden tener un carácter grave, pero tratable con vuestros médicos. Por ejemplo, a muchas mamis les da diabetes gestacional, o ataques de ansiedad, o tienen que guardar reposo durante todo el embarazo.

5 GRAN CONSEJO

Comienza a andar todos los días SIN EXCUSAS. Yo me iba por la mañana entre las siete y las ocho a andar con mis cascos oyendo la radio, despacio pero sin parar. Luego, por la tarde-noche me iba con mi marido a dar otro paseo, esto no solo me venía bien para el embarazo y para mí en general, sino que unía lazos con mi pareja. Y estar embarazos con pareja es de dos, y si no tienes pareja y te has metido en este aventura tú solita, siempre puedes quedar con alguien para pasear. Anda, anda y anda. Y cuando estés ya en el segundo y tercer trimestre sigue andando, y te paras para descansar las veces que haga falta. Salvo que tu médico diga lo contrario.

Puedes seguir haciendo deporte, pero con un carácter moderado. Todo lo que no te permita hablar con fluidez mientras se realiza, sería excesivo. Es bueno hacer ejercicios en la piscina, allí es donde te sentirás más cómoda y ligera.

Además, se te bajará la hinchazón de las piernas, pies y manos y estarás genial. Nadar a braza no es aconsejable, siempre de espaldas o un estilo relajado. Lo mejor, ejercidos suaves y constantes.

Yo me apunté a hacer el MÉTODO AIPAP en el segundo y tercer trimestre y me ayudaron muchísimo, se hace en el agua y te enseñan a hacer ejercicios para cuando sufras las contracciones, tengas que dilatar, etc. Además, de mantenerte en forma. También me apunté en el tercer trimestre a Yoga para embarazadas. Cuantas más cosas hagas, mejor.

6 HIGIENE, ROPA Y CALZADO

La clave es la comodidad. Debes estar cómoda en todo momento, esto NO es incompatible con estar guapa. De hecho, te van a decir continuamente que desde que estas embarazada estas guapísima, y es verdad. ¡¡¡Somos divinas!!!

Con respecto a la higiene personal, una ducha al día y punto. Nada de lavados vaginales extra, solo provocas daño a su flora vaginal y luego vienen las infecciones y candidiasis. Si es verano y hace mucho calor, puedes ducharte más veces, claro está, pero sin jabón ni champú, solo te refrescas con el agua y lista. Y luego, sécate muy bien sobre todo tus partes íntimas. Los olores corporales van a aumentar mucho, en especial pies, axilas y vagina. ¡¡Eso es así!! Asimílalo y tu pareja también debe asimilarlo. Mi marido me decía que me "olían los pies a quicos".

Con respecto a la ropa, cada vez será más ancha y cómoda conforme avances en el embarazo, nada que te quede apretado es aconsejable. Ni si quiera los calcetines o medias que dejen señal o aprieten. El sujetador cómodo, todo cómodo. Cuando estés en la mitad del tercer trimestre, puedes comprar los sujetadores de lactancia, si es que has decidido dar el pecho. Ten en cuenta que en lo que te queda de embarazo, tendrás otra talla más y que cuando des a luz y te suba la leche, aumentarás una o dos tallas más, para que seas previsora a la hora de comprarte los sujetadores de lactancia.

Fajas NO. Solo te puedes poner Fajas de sujeción baja para embarazadas, tanto durante el embarazo como después. Yo me la puse porque me pesaba mucho la tripa y me alivió el peso y el dolor de espalda. Dejo foto de la mía, para que veáis cómo son, pero nunca os pongáis faja normal que os apriete a la tripa. Tampoco después de dar a luz, solo entorpece que tus musculas y vísceras vuelvan a su lugar. Para favorecer las vuelta de tu figura a su ser, os contaré algunos ejercicios que vienen muy bien.

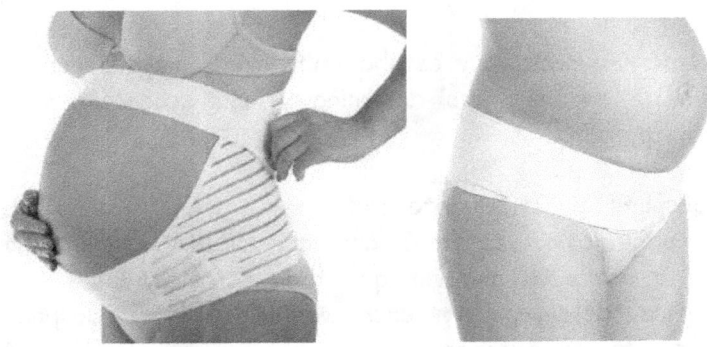

El calzado también tiene que ser cómodo y con una ligera altura, no podéis andar con calzado plano, os machacará la espalda y os dañará las rodillas.

7 SEGUIMIENTO DEL EMBARAZO

Supongo que todo dependerá del centro en donde te hagan el seguimiento, pero os cuento el mío por si os sirve de referencia.

Nada más saber que estaba embarazada me hicieron un análisis de sangre, otro de orina y una ecografía para corroborar todo.

Después, prácticamente cada mes o mes y medio me citaba mi ginecóloga/tocóloga para hacerme una revisión. Ella me hacía una eco para ver que todo estuviese bien. Las ecografías del principio eran vaginales, pero después cambiaron a las externas. Cuando mejor ves al bebé es alrededor de la semana 25, luego es demasiado grande y se ve por partes. Sobre esa fecha te recomiendo que te hagas una eco 3d, 4d o 5d o las "des" que sean para verlo con tu familia, pero esta eco especial no entra en ningún seguro, que yo sepa, pero te la recomiendo porque es un momento muy bonito para compartir en familia. Mira a un bebé en una eco 5d.

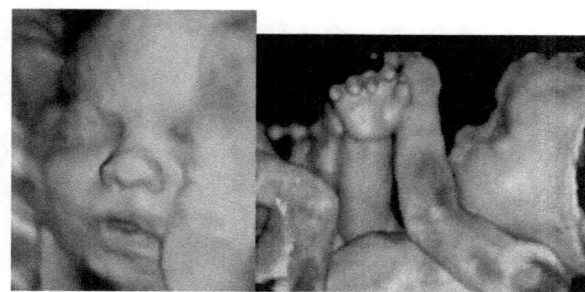

No siempre se ven igual de bien, pero hace mucha ilusión ver cómo se mueve.

ESTOY EMBARAZADA, ¿Y AHORA QUÉ?

A partir del último día en el que te bajó la regla se cuentan cuarenta semanas, y esa es la fecha probable de parto. ¿Quién dijo que un embarazo son nueve meses? Quien lo dijo se lo inventó, depende de cómo caiga en el calendario.

Es importante que sepas que tu embarazo se va a computar por semanas, y no por meses. Tiene una razón muy sencilla, no todos los meses tienen el mismo número de semanas o días, si se cuenta por semanas es mucho más práctico, sobre todo para los médicos, porque todas las semanas SÍ tienen siete días. El siguiente cuadro te ayudará:

Trimestre	Mes	Semana			
1	0	0	1	2	3	4
	1	5	6	7	8
	2	9	10	11	12
	3	13			
2	3		14	15	16	17
	4	18	19	20	21
	5	22	23	24	25
	6	26	27		
3	6			28	29	30
	7	31	32	33	34
	8	35	36	37	38
	9	39	40	41	42

De la semana 6 a la 9:
- Primera revisión.
- Historia clínica completa para valorar qué riesgos pueden existir.
- Toma de peso y tensión arterial. Cuidado con que aumenten mucho estas dos cosas.
- Exploración ginecológica y con citología.
- Te mandan la analítica del primer trimestre y el TRIPLE SCREENING PRENATAL. Te harán tres de estas a lo largo del embarazado, es como una Eco especial con mucho detalle. Una por trimestre.
  CONSEJO: Si en algún momento sangras o tienes muchos dolores, a urgencias.

De la semana 10 a la 12:
- Aquí es cuando se realizan las pruebas para detectar anomalías cromosomáticas fetales.
- Eco de la semana 12.
- Con un poco de suerte, puedes saber ya el sexo de tu bebé.

De la semana 14 a la 15:
- Vuelta al ginecólogo/tocólogo para ver los resultados de la Triple. Dependiendo de los resultados, tendrás que decidir si hacerte la AMNIOCENTISIS (en la semana 16) o no. Yo no me la hice porque supone cierto riesgo, pero cada uno... que elija qué es lo mejor.

De la semana 20 a la 22:
- Ecografía de la semana 20.
- Solicitud de la analítica del segundo trimestre.

De la semana 24 a la 36:
- Varios controles ecográficos.
- Aquí la Seguridad Social te pone la vacuna contra la Tosferina para proteger a tu hijo, pero solo si tú quieres. Yo sí me la puse, en la semana 31.
- La famosa "curva": que sirve para ver los niveles de glucosa y si tienes diabetes gestacional. La prueba es larga y tediosa, te la resumo: te sacan sangre, te dan

un bote con un líquido espeso y muy dulce que debes tomarte en sorbitos durante quince minutos. NO DEBES ANDAR, y toca esperar una hora. Luego, vuelves (te cuelas) y te vuelven a pinchar. Si esta prueba no sale bien, te llaman en un par de días o tres para hacerte la misma prueba pero más larga.
- Analítica del tercer trimestre.

<u>De la semana 36 hasta el parto:</u>
-Varios controles ecográficos.
-Monitorizaciones fetales.
-Exploraciones abdominales y vaginales.
-Exudado vaginal y rectal.
-Cita con el anestesista.

A mí, además, me mandaron ir al endocrino por ser gordita y me vino muy bien porque en total engordé 10 kilos, y sé que de otra manera hubiese engordado mucho más. También, me hicieron dos Curvas, una en el primer trimestre y otra en el segundo. Pero todo salió bien. Los controles de peso y tensión son continuos, en mi caso tuve la tensión baja y me daban mareos.

8 CURSOS DE PREPARTO Y POSTPARTO

Es aconsejable, aunque no sea tu primer embarazo que asistas a estos cursos. Te van a ayudar a entender muchas cosas de lo que te pasa y de lo que tienes que hacer en cada momento. Además, compartes con otras mamás tus mismas inquietudes, y eso, en muchos momentos alivia y desahoga. Te sientes arropada y comprendida, y conforme tenemos las hormonas, eso puedes significar mucho. Te invito a que hagas igual que hice yo, formar un grupo de "desayunos de embarazadas" para compartir experiencias y hacer nuevas amistades que te entienden a la perfección y te apoyan. ¡Gracias chicas de La Fortuna!

Te contarán las nuevas técnicas o tendencias, estarás al día de todo lo que necesitas para tu bebé y para ti, y sobre todo, podrás solventar cualquier duda que tengas. Los cursos suelen tener una duración de seis a ocho sesiones, pero todo varía del lugar en donde los hagas. Hay muchos gratuitos, la seguridad social te los cubre y si tienes un seguro también te entra. Yo te aconsejo que lo comiences alrededor de la semana 26, por si luego se te adelanta el parto, que lo tengas todo hecho. Hay gente que espera al final y tiene que duplicar clases y estar con prisas.

En los de postparto te ayudarán a llevar mejor esos inicios con tu pequeño, y compartirás con matronas, padres, madres y bebés todo ese inicio.

Incluso, existen cursos de lactancia, para enseñarte a dar el pecho a tu bebé, cursos de ejercicios de suelo pélvico, yoga para embarazadas, Pilates para embarazadas, gimnasia para embarazadas, y muchas cosas más.

Quiero recomendarte uno en especial uno del que ya te he hablado. Es un curso que te prepara para el parto, se llama MÉTODO AIPAP y se hace en la piscina. A mí, mi ginecóloga, me recomendó que hiciese un mínimo de diez sesiones y repetiría sin dudarlo. Este no es gratuito, pero es muy bueno, se hace una vez o dos a la semana, te aprendes los ejercicios y luego los practicas tú. Por ejemplo, te enseñan a hacer ejercicios para cuando tienes las contracciones y así se sobrellevan un poco mejor, también te enseñan a abrir mejor la pelvis para que todo el proceso sea más corto y dilates antes y así un montón de cosas. Búscalo en tu zona, aconsejable 100%. Al final de la guía tienes un anexo con más información.

9 EJERCICIOS DE SUELO PÉLVICO

Acabamos de hablar de cursos de ejercicios de suelo pélvico. Es muy importante que los hagas antes del parto y después de la cuarentena. Así evitarás problemas como las pérdidas de orina, entre otras muchas cosas. Apenas te llevará tiempo, pero debes hacerlos todos los días. Un truco es asociarlos a ciertas tareas y cada vez que realizas esa tarea, haces un ejercicio de suelo pélvico, por ejemplo, aprovecha cuando te laves los dientes.

Aquí tienes algunos de ellos pero puedes poner en YouTube "ejercicios suelo pélvico" y verás los ejercicios para repetirlos mucho mejor.

https://www.bebesymas.com/otros/ejercicios-preparto-para-fortalecer-el-suelo-pelvico

EJERCICIOS PÉLVICO-PERINEALES

Estos ejercicios se pueden hacer tanto para la preparación al parto, para reforzar la musculatura del suelo pélvico, como para la prevención de prolapsos y el tratamiento de la incontinencia urinaria.

Ejercicio del ascensor:

Colocarse de pie, con los pies ligeramente separados y paralelos. Imaginar que el suelo pélvico es como un edificio de diversos pisos con un ascensor. Estamos en la planta baja; se ha de empezar a tensar la musculatura y sentir que va subiendo, un piso, otro piso más alto, se mantiene el ascensor 5 o 10 segundos y se vuelve a bajar piso por piso lentamente hasta llegar a la planta baja.

Boca arriba: Tumbada con las rodillas flexionadas, separa las piernas a la altura de tus caderas, eleva los brazos del suelo a la altura de la cadera palmas enfrentándose entre sí, como enmarcando tu musculatura glútea y activamos esfínter y perineo. Inspira y al espirar eleva la cabeza y el pecho, siente el abdomen que ejerce presión sobre tu columna lumbar y sobre el suelo. Si notas que se arquea la zona lumbar, ajusta bajando la espalda, mantén la contracción de tu musculatura perineal, mantén esa respiración abdominal suavemente, concéntrate en tu cuerpo, relaja llevando la espalda hacia atrás, y realiza tres respiraciones para recuperar tu equilibrio.

RECOMENDACIONES
No forzar, no sentir dolor, respirar lentamente.
Realizar los ejercicios lentamente, suavemente. Son ejercicios que se han de realizar con ternura, buscando la tonificación del cuerpo.
Hay que realizar los ejercicios bien, es más eficaz la calidad que la cantidad.
No hay que realizar todos los ejercicios cada día con obligación, se pueden ir alternando. Se han de realizar los ejercicios para la búsqueda del bienestar.

- Hay que percibir nuestro cuerpo, ser conscientes de nuestras zonas tensionales para poder relajarlos.
- Aceptar nuestras limitaciones, no ir más de lo razonable.
- Es posible que notemos más un lado o un grupo muscular que otro.

CONSULTA SU PÁGINA, ESTÁ MUY BIEN.

10 MASAJE PERINEAL

Este masaje es otra de esas cosas que quizá no conozcas y que te pueden resultar muy beneficiosas a la hora del parto. Este masaje se hace para que tu perineo se haga más flexible y así intentemos que no se desgarre cuando salga la cabecita de nuestro bebé.

Laura, ¿si hago bien el masaje ya no me desgarraré o no me tendrán que hacer la episiotomía? Pues no lo sé, pero es más fácil que así sea que si no te haces los masajes.

Mi consejo es que el masaje lo realice tu pareja, porque cuando estás embarazada difícilmente llegas al perineo para masajearlo. Te aconsejo también que te veas tutoriales en YouTube, porque lo explican genial. Te voy a dar algún consejillo.

Usa aceite de almendras para hidratar la zona ANTES Y DURANTE, si no te dolerá y no servirá de mucho. Aunque dicen que NO debe doler, molesta, y molesta bastante sobre todo las primeras veces. Combínalo con la respiración, lo llevarás mejor, en pocas semanas, la persona que te lo hace, notará el cambio, todo cede más fácilmente. Sé constante.

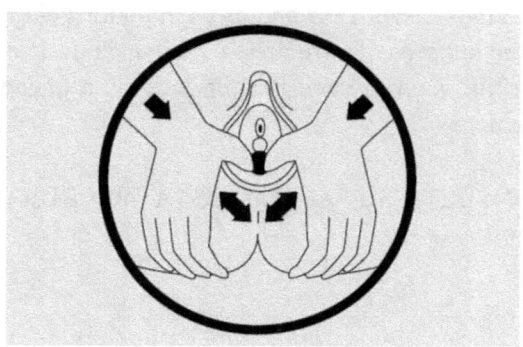

Mi marido comenzó a hacérmelo sobre la semana 31, aunque la recomendación estándar es que hay que hacerlo de la semana 32 a la 34, es decir de 4 a 6 semanas antes del parto. No te recomiendan que empieces antes para que no te canses pronto de hacerlo y las últimas semanas no lo hagas. Sé constante, repito, hazlo hasta el final.

Otra cosa importante, es que NO TE TOQUEN LA PARTE SUPERIOR porque sin querer te pueden provocar una infección de orina. Y por último, antes de empezar, tanto tú como tu pareja de masaje debéis lavaros muy bien y que tu pareja tenga las uñas muy bien recortadas porque si no te las clava y duele. Un consejo útil es que te laves con agua caliente o te pongas un paño caliente antes de... eso facilita mucho el masaje.

Aquí te dejo algunos enlaces en donde lo explican a la perfección. ¡Ánimo y a por todas!

Esta chica lo explica genial:
https://www.youtube.com/watch?v=xKxa4X8Yqnw&t=647s
https://www.youtube.com/watch?v=qkv6xA9McaU

CONSEJO: tanto para el periné como para el suelo pélvico os aconsejo que os compréis una pelota de Pilates de vuestra medida. Las piernas a 90°. Si es demasiado grande hay que desinflarla, y si es pequeña inflarla más, cuidado porque hay más riesgo de caída al existir menos superficie de apoyo. Tenemos que buscar siempre un punto de apoyo para no caernos como la pared, una silla...
Yo la utilizo hasta para ver la tele, es donde me siento más cómoda, incluso cuando me salieron las "malditas" hemorroides. El día del parto, os ayudará también, con movimientos circulares sobre ella o hacer ochos.

11 DONACIÓN DEL CORDÓN UMBILICAL

Este puede ser un tema conflictivo, yo os voy a dar mi punto de vista y por supuesto, cada uno hará lo que quiera, pero haced algo al respecto, que no se desperdicie el cordón.

Existen tres opciones: donarlo (a un banco público o privado), conservarlo para un futuro por si lo necesitas (privado) o no hacer nada. Esta última opción es la que os pido que desechéis.

Sobre la semana 33 podéis rellenar un formulario y pedir que queréis donar la sangre de vuestro cordón umbilical en el parto o qué queréis guardarla en un banco privado (pagando, por supuesto) para vosotros o vuestra familia. Se trata de un trámite muy sencillo que en un futuro os puede venir genial a vosotros o a cualquier otra persona que lo necesite. Así que no perdéis nada, y si no lo necesitáis, otro seguro que sí.
Yo lo doné al banco público y estoy muy contenta de haberlo hecho.
Recuerda que en el hospital previamente te entregarán un sobre con los papeles e instrumental para la donación, todo esto tendrás que llevarlo el día del parto para realizar la donación. Cuando ya tengas a tu bebé, te harán un análisis y ya está.

¡Donar es dar vida!

12 LA BAJA LABORAL

NOTA IMPORTANTE: TODO LO QUE DIGO EN ESTE APARTADO EN PARA ESPAÑA EN EL AÑO 2017/2018

En España, la baja obligatoria es a partir de la semana 37 pero si tienes dolencias antes date de baja, no te arriesgues. Es importante que en la baja indique que eres gestante, aunque la baja se produzca por otras causas ajenas al embarazo. De este modo, tendrán que pagarte el 100% de su sueldo.

Luego, cuando des a luz, debes pedir cita en tu médico de cabecera y decirle que te dé el alta de la baja que tenías con fecha DEL DÍA ANTERIOR AL PARTO, si no tendrás que volver. Y entonces, ya puedes gestionar la BAJA POR MATERNIDAD. Ahora mismo, año 2017, tenemos derecho a 16 semanas, y los padres a 4 semanas, que en el 2018 se convertirán en 5. Después, puedes solicitar (con antelación) los días de lactancia o entrar/salir una hora antes o una hora después. Otra cosa que puedes solicitar es la reducción de jornada con la consecuente reducción de sueldo.

También existe la posibilidad de que le dejes a tu pareja 8 semanas de las 16 que tienes para que cuide al bebé y tú te incorpores antes al trabajo.

13 ¿QUÉ COMPRO?

Ufff... esto depende de tu presupuesto. Te voy a dar unas indicaciones de qué me parece a mí más importante, pero a partir de ahí la gama de productos que se venden hoy en día es ingente.

Yo compré muchas cosas de segunda mano, es una buena manera de ahorrar dinero y lo cierto es que estoy muy contenta con mi decisión. Lo hice tanto con particulares a través de Wallapop y páginas de ese estilo como en tiendas de segunda mano de artículos de bebés, que proliferan cada vez más.

CONSEJO: también existen factorías y tiendas outlet de las grandes empresas (Chico, Dodot, premamá, etc.) que tienen los precios más bajos en comparación con sus tiendas habituales. Una última opción es comprar a través de amazon, aliexpress, etc. también son más económicos. Mejor amazon que aliexpress. Además, amazon tiene amazon family para productos que necesitas continuamente, como es el caso de los pañales, con los precios más bajos que he visto.

CONSEJO: te van a hacer muchos regalos, cuando te pregunten qué necesitas, sé sincera y organiza los regalos que te van haciendo, te ahorrarás mucho dinero y la gente no tendrá que pensar qué regalarte.

Una vez vistos estos consejillos, pasemos al **listado de cosas "imprescindibles"**:

- -Cochecito para el bebé, recomiendo el de tres piezas. Hay muchos en el mercado y de muchos precios.
- -Silla para el coche, en caso de que compres el cochecito para el bebé de tres piezas, esto no te hace falta, el maxicosi es para el coche.

- Cuna, minicuna o alguna de sus variantes. Aquí recomiendo para los primeros meses una cuna de colecho, te facilitará la vida, en especial, las noches. Es mucho más fácil estirarte y ya poder estar con tu bebé sin tener que levantarte de la cama para darle el pecho o calmarlo que levantarte, cogerlo en brazos, volver a la cama con él...
- Un portabebés, sea del modelo que sea pero siempre ergonómico. Es importante recalcar que SIEMPRE TIENE QUE IR MIRANDO HACIA NOSOTROS Y CON LAS PIERNAS A MODO DE RANITA PARA NO DAÑAR SU CADERA. Es superútil.
- Trona: muy útil pero a partir de los seis meses aproximadamente, es decir, cuando empiezas a introducir nuevos alimentos.
- Ropa y productos del bebé. Haremos un apartado especial para esto a continuación.
- CHUPETE. Para mí SÍ ES UN IMPRESCINDIBLE. Tiene sus ventajas (calma la ansiedad del bebé, lo alivia, previene la muerte súbita...) e inconvenientes (produce gases, luego hay que quitarlo,...), que cada uno valore y actúe en consecuencia.
- Muselinas, muy prácticas para todo. Las compraría a miles.

Ropa y productos del bebé

- Ropa: al principio bodys, bodys y más bodys. Es importante que sean de algodón 100% y que los laves antes de ponérselos. Te aconsejo que lo hagas con un jabón especial para bebés, hay muchos en el mercado. Su piel es muy delicada. También ten bastantes pijamas, un buen abrigo o buzo si es invierno, y el resto al gusto. Hay cosas chulísimas para nuestros bebés.
- Ropa de cama, manta, arrullo, manoplas, gorros y un largo etc.

-Productos que necesitamos para el bebé:

-Para lavarles sus genitales en el cambio de pañal necesitamos un **recipiente** para el agua caliente, jabón especial para bebés, y una **esponja** exclusiva para este menester y **toalla de algodón** (es muy importante secarlos muy bien). No hace falta echar mucha agua, con poca para que haga mucha espuma es suficiente.

-Listado de cosas para la alimentación

-Baberos, los más prácticos son los que se cierran con velcro, los de tiras de toda la vida cuesta mucho más ponerlos.
- Leche adecuada a su bebé si no das el pecho.
- Biberones de cristal o de plástico. Yo recomiendo los anticólicos y más concretamente los del Dr Brown´s. A mí me fue genial con ellos. Al menos ten tres.
- Un equipo esterilizador.
- Un calienta biberones o los calientas al baño maría, NUNCA EN EL MICROONDAS, o no los calientas. Yo nunca lo usé.
- Un surtido de tetinas.
- Una escobilla para la higiene de los biberones y tetinas.
- Jabón para limpiar todo esto, no tiene que ser necesariamente para bebés, puede ser el mistol o fairy de siempre rebajado. Lavando todo con agua muy caliente y enjuagándolo muy bien.
CONSEJO: seca con papel o con una muselina los biberones para que no cojan hongos y se los peguen a tu bebé.
Listado para la higiene de tu bebé

- Jabón neutro.
- Champú que no irrite los ojos.

- Paquetes de pañales para bebés según su peso.
- Pomada para el culete, pero aconsejo que se use si se irrita el culo si no, lo importante es que lo limpies y seques muy bien siempre.
- Toallitas húmedas SIN ALCOHOL.
- Gasas.
- Suero fisiológico en monodosis para limpiar ojos y nariz.
- Peine y/o cepillo para el pelo.
- Termómetro para el agua.
- Termómetro común.
- Tijeras de puntas redondeadas para cortar las uñas/lima de uñas PARA BEBÉS.
- Una bañerita de plástico.
- Un cambiador.
- Una mesa cambiadora.
- Empapadores.
- Muselinas.
- Esponjas para: una para cuando le cambias el pañal, otra para el baño, y otra más para limpiar carita y manos después de comer. <u>Consejo útil:</u> que sean de diferentes colores para no liarnos.

NOTA IMPORTANTE: NO usar colonias, ni suavizantes mientras sean muy bebés. El olor es muy fuerte para ellos y además le puede producir alergia. Tampoco podemos usar polvos de talco.

<u>Cosas "aconsejables":</u>

- Bañera, aconsejo bañera-cambiador porque así tenemos dos en uno. Ahora bien, cuando son más grandes es más cómodo usar nuestra bañera normal.
- Cambiador ALTO, para no "rompernos" la espalda. Vamos a tener que cambiar muchos pañales.
- Hamaca para bebés.
- Lamparita con luz tenue para la noche.
- Cojín de lactancia, que durante el embarazo te sirve para

ponerlo entre las piernas y dormir un poco mejor.
- Esterilizadores de biberones, chupetes y demás. Todo tiene que estar, aparte de lavarlo, esterilizado, pero también podemos hacerlo poniendo una olla grande de agua, y cuando hierva echarlo todo allí y cocerlo durante diez minutos. Después, lo sacas con unas pinzas y lo dejas secar. Sin tocarlo, especialmente, por dentro.
- Robot para hacer la comida del bebé. Si lo usas, estupendo, si no... tampoco pasa nada.
- Espejo para el coche, así verás a tu bebé en todo momento. Aunque no es imprescindible a mí me gusta mucho.
- Intercomunicador de vídeo y sonido. A mí me tranquiliza.

14 ¿QUÉ TENGO QUE LLEVAR AL HOSPITAL?

Depende de si es un hospital de la Seguridad Social o si es uno privado. En la Seguridad Social te dan prácticamente de todo en los privados no. ¡Ironía!

Listado para tu bebé:

- Pañales desechables (talla recién nacido) o de tela.
- Toallitas húmedas.
- Manta o arrullo.
- Gorrito y manoplas.
- Calcetines.
- Baberos de algodón.
- Bodys de algodón.
- Aceite de almendras y gasas para limpiar el meconio.
- Conjunto para la salida del hospital (una ropa cerrada por delante y abierta por la espalda, un pelele, por ej.). Que NO TENGA BOTONES Y NI NADA QUE SE PUEDA TRAGAR EL BEBÉ.
- Asiento para el coche. Con su respectiva almohadita y el cinturón de seguridad.

Listado para la mamá:

- 2 o 3 camisones abiertos por delante para dar el pecho.
- 2 o 3 sujetadores de lactancia;
- 12 bragas desechables o bragas altas de algodón y compresas postparto. Estas compresas son especiales para tal efecto. Son de algodón por lo que transpiran y son muy grandes para no tener pérdidas.
- una bata y un par de zapatillas;
- una bolsa para la ropa sucia;
- 2 o 3 calcetines, se nos quedan los pies helados después de dar a luz.
- ropa para volver a casa (mejor prendas amplias);

- Una bolsa de aseo con al menos cepillo y pasta de dientes; desodorante, gel y champú; peine y discos protectores de lactancia.

Listado para la pareja:

- Cargador de móvil. Vas a hablar mucho por teléfono, te lo aseguro.
- Ropa cómoda.
- Calcetines, ropa interior.
- Bolsa de aseo. Si eres hombre, te aconsejo que te lleves espuma de afeitar y cuchillas, no querrás pinchar a tu bebé. Si tienes pelo en pecho NO te lo afeites, o pincharás. Es mejor hacer un "pelo-piel" con tu bebé que no poder cogerlo porque pinchas.

NO OLVIDES: llevar el INFORME MÉDICO DE TODAS TUS PRUEBAS, EN ESPECIAL ÚLTIMAS ANALÍTICAS, ECO, ETC. De hecho, si sales de viaje (cosa no muy aconsejable) LLEVATE SIEMPRE TU CARPETA DE MAMÁ CON LOS PAPELES. DNI, LIBRO DE FAMILIA (si estáis casados) y TARJETA MÉDICA por si te pones de parto.

15 EL PAPEL DE LA PAREJA

La pareja durante el embarazo, siempre que se tenga, me parece IMPRESCINDIBLE. Si no tienes pareja, busca a alguien de confianza, familiar o amistad, que te pueda apoyar en todo. Yo sin mi marido, no sé qué hubiera hecho. Las hormonas nos ponen "locas", no nos aguantamos ni nosotras mismas, y la paciencia de la pareja y su apoyo es fundamental.

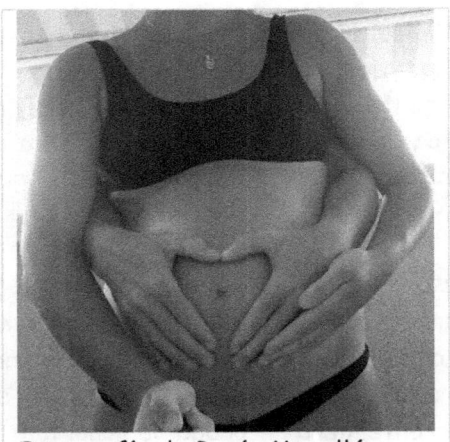

Fotografía de Rocío Mogollón.

La pareja debe mentalizarse de ello y de cuál es su cometido, pero de vez en cuando debemos compensarla, escucharla y mimarla porque aguantan mucho. Nos cuidan, nos dan masaje en las piernas y los pies. Nos hacen el masaje perineal, van haciendo todas aquellas cosas que nosotras vamos dejando de poder hacer, como atarnos los cordones de las zapatillas y un larguísimo etcétera. Creo que lo más importante de todo es que nos dan calma. Sabemos que SÍ hay alguien que se encarga de cuidarnos con amor. Y por eso, desde aquí quiero darles las GRACIAS.

16 VAMOS A ORGANIZARNOS PARA CUANDO NAZCA EL BEBÉ.

Esto parece una tontería pero no lo es. Cuando nace el bebé todo son dudas, cansancio y malestar. Aunque también felicidad (¡Viva la oxitocina!). Por esta razón es muy aconsejable que tengamos todo preparado y todo pensado. ¿Qué cosas tenemos que pensar?

- En el hospital, ¿quién queremos que vaya a vernos? Padres, hermanos, tíos, amigos... Lo mejor para el bebé es que cuanta menos gente hay al principio, mejor. Por cierto, la persona que dice "si no te importa, mejor ven a casa dentro de unas semanitas" debe ser la pareja, salvo que creáis lo contrario.

- En casa, ¿qué horario de visitas vamos a tener? ¿qué compramos para esas visitas de bebida y aperitivos? Las visitas tendrá que atenderlas principalmente la pareja porque la mamá tendrá que darle el pecho al bebé, si se trata de biberón es diferente. Pero recordad, lo importante de verdad es que vuestro bebé esté bien atendido y no SOBRESCITADO con mucha gente. No aconsejo que lo bese nadie, salvo los padres, durante el primer mes de vida, NO TIENE DEFENSAS. Y pedidles a vuestras visitas que se laven las manos antes de tocarlo. Repito: NO TIENE DEFENSAS.

- Tenéis que pensar, en qué hace cada uno. No hagáis todo los dos, os cansaréis el doble y os aseguro que ya es todo bastante cansado de por sí.

- Tenéis que pensar en la planificación económica, un bebé supone mucho aumento de gastos.

- Tenéis que pensar en guarderías, babysister o familiares para cuando os incorporéis los dos al trabajo.

- Tenéis que pensar en la baja por maternidad y paternidad. ¿Le cede la mamá meses a la pareja o se queda ella los cuatro meses más la lactancia?

- Tenéis que pensar el nombre.

- Tenéis que penar qué tipo de educación queréis dar a vuestro hijo. Esta es una ardua tarea, hablad tranquilamente sobre ella e iréis llegando a acuerdos.

- Lo más importante de todo es que habléis, penséis juntos como pareja, seáis sinceros y lleguéis a acuerdos SIN ESTRESAROS.

17 EL PARTO

Tranquila. Todas las mujeres a lo largo de la historia han parido. Duele un montón, sí, pero lo podemos soportar. Además, piensa que estás rodeada de especialistas continuamente que cuidan de ti y te van guiando. Tendrás a tu pareja a tu lado o a quien tú elijas. No estás sola en esto aunque te lo parezca. Piensa que vas a dar a luz a la persona que más vas a querer durante toda tu vida.

Voy a hacerte un resumen y a darte unos consejos, pero cada parto es especial. Vívelo como una gran experiencia e intenta positivarlo. Y cuando vengan las contracciones "acuérdate de algún político que te caiga especialmente mal".

1.- Pródromos: estás en fase de preparación. Tienes contracciones dolorosas pero no son regulares. Puede durar desde días hasta unas horas. Hasta que no sean regulares y vengan cada cinco minutos, no vayas al hospital, te van a mandar a casa. En esta fase pasan las siguientes cosas:
- Baja la tripa.
- Respiro mejor.
- Hago mucho más pis.
- No tengo acidez.
- Tengo muchas contracciones preparto.
- Puedo o no expulsar el tapón mucoso, esto no es síntoma de nada. No hay que ir al hospital por ello.

2.- Inicio del parto: nuestro cuello del útero se está borrando, es decir se hace más pequeño, ya no es alargado. Mira el dibujo del antes (izquierda) y del después (derecha), para que entiendas esto.

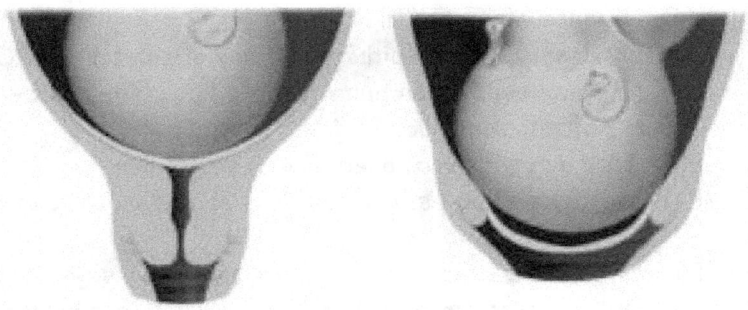

Has dilatado, al menos, tres centímetros. Eso lo saben los médicos explorándote. Y tienes contracciones regulares, en el orden de dos o tres cada diez minutos.

3.- Dilatación: en esta fase te harán tactos vaginales, si está puesta la epidural te sondarán cada dos horas para sacar la orina, y a lo mejor te rompen la bolsa de manera controlada.

4.- Expulsiva: es cuando sale el bebé. Esta fase tiene dos partes. Una es la fase pasiva en donde NO empujamos y una fase activa en donde sí empujamos. Debes saber que te van guiando y que si sí tienes puesta la epidural debes pujar aguantando el aire para hacer más fuerza, si no tienes epidural al revés expulsa el aire con cada empujón, es más natural.

5.- Alumbramiento: normalmente te ponen oxitocina para ayudar al útero y que salga la placenta.

TODO ESTE PROCESO PUEDE SER MUY LARGO, SOBRE TODO EN PRIMERIZAS. LAS CONTRACCIONES DUELEN MUCHO PERO LO MÁS IMPORTANTE ES QUE SABES QUE SUBEN Y LUEGO BAJAN, ESO AYUDA. PIÉNSALO SIEMPRE, VIENEN PERO SE VAN.

Consejos durante el parto:
- Antes y después de la epidural NO hay que beber, PERO últimamente te dejan humedecerte los labios o beber una pequeña cantidad.
- En la fase de pródromos puedes y debes comer.
- El resto del tiempo es aconsejable bebidas isotónicas y agua a sorbitos.
- Puedes ponerte o no un enema, yo te lo aconsejo para tener un parto más limpio y para que después del parto NO tengas que ir al baño, duele.
- Puedes rasurarte o no.
- Tú eliges quien te acompaña.
- Para pasar mejor las contracciones es mejor el movimiento, la pelota de Pilates también ayuda. Haz lo que te pida el cuerpo, y si quieres gritar, grita, insultar, insulta... pásalo de la mejor manera que puedas.
- Si no tienes la epidural, pasea.

Tipos de parto[1]: habla con tus médicos para ver tus preferencias durante el parto, normalmente, te dan una hoja que rellenas con tus preferencias y si se pueden cumplir, así se hará. Decides si quieres o no epidural, enema, rasurarte y ese tipo de cosas. Si tienes algún problema te lo inducirán o te harán la cesárea. Todo SIEMPRE ESTÁ CONTROLADO.

Además, existen diferentes tipos de parto que NO en todos los hospitales los hacen. Aquí tienes un resumen de los más destacados:

RECUERDA: lo más importante es la SEGURIDAD DEL BEBÉ Y DE LA MAMÁ.

---

[1] Información extraída de http://embarazosemanaasemanas.com/los-diferentes-tipos-de-parto-conozca-las-caracteristicas-de-cada-uno/

Parto natural

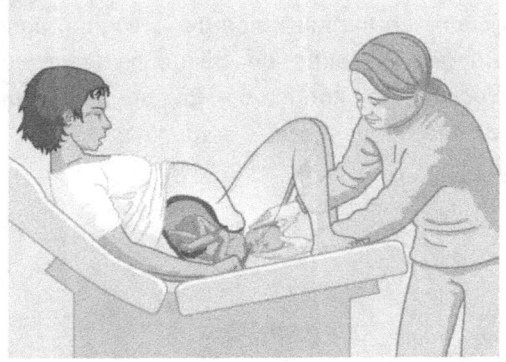

Este es el tipo de parto en el que el bebé nace por vía vaginal, pero difiere del parto normal, ya que se realiza sin intervenciones como la analgesia, el uso de oxitocina para estimular las contracciones o procedimientos tales como la episiotomía. Puedes elegir en donde dar a luz, en casa o en el hospital, pero siempre acompañada de expertos por si hay complicaciones. Piénsatelo muy bien.

Parto normal

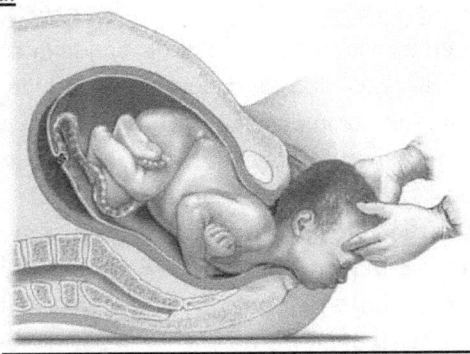

También conocido como parto vaginal, pues la salida del bebé es vía vaginal. Es de inicio espontáneo y el bebé nace con presentación cefálica, es decir, la cabeza se coloca en la pelvis, preparándose así para el nacimiento.

Si es necesario te pueden hacer una episiotomía, que es un pequeño corte en los músculos de la vagina, para evitar un desgarro. Aunque a veces un pequeño desgarro no tiene importancia porque se produce por la zona de piel más fina.

Puedes elegir ponerte la epidural o no.

Parto en el agua

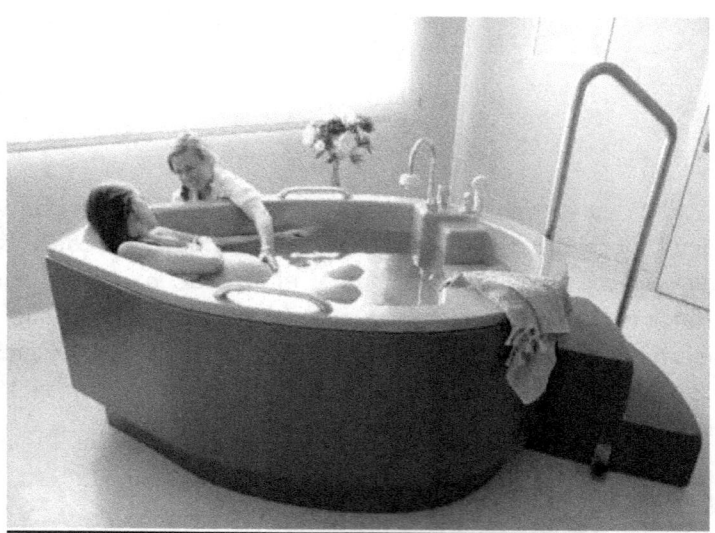

El parto en el agua es aquel donde el nacimiento del bebé ocurre la madre sumergida en agua en una bañera o piscina. El vientre debe estar completamente cubierto por el agua... y el padre puede entrar en la bañera o en la piscina para apoyar a la gestante en este momento importante.

En esta situación, la gestante es colocada en una tina llena de agua tibia durante el parto. En general, se entra en el baño cuando el trabajo de parto progresa y el dolor aumenta. La orientación generalmente es que la gestante entre al agua después de una dilatación cervical mayor que 5 cm y sintiendo contracciones frecuentes e intensos (más de 2 cada 10 minutos). Solo en algunos hospitales privados lo puedes hacer, no puedes ponerte epidural y tienes que pagar a una matrona privada que te acompañe en todo momento.

Parto en cuclillas

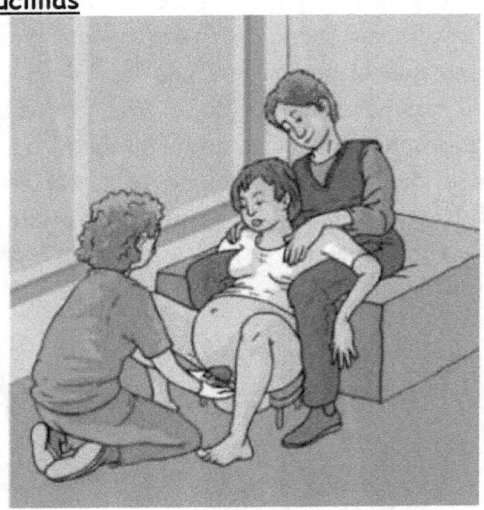

Es realizado de la misma manera que el natural, cambia solo la posición de la madre, que en lugar de estar en la posición ginecológica normal, permanece en cuclillas. Es generalmente un parto más rápido, que es ayudado por la gravedad debido a la posición vertical y así suele ser más cómodo para las mujeres.

Parto Leboyer

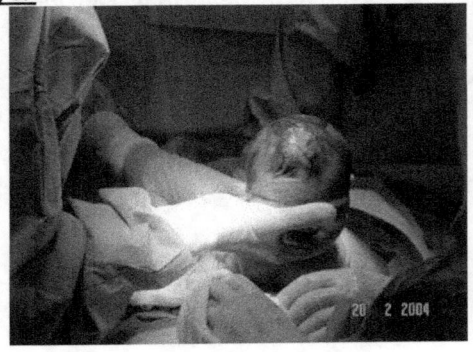

También llamado el "parto sin violencia" es un tipo de parto en donde se intenta no estresar al bebé, convirtiendo su primera experiencia fuera del útero menos "traumática".

La idea es que el nacimiento sea hecho en un ambiente tranquilo, y lo más parecido posible al útero de la madre. Para ello, es utilizado poca luz (para no molestar al bebé); silencio (especialmente después del nacimiento); ambiente caliente (como el abdomen de la madre) con el fin de mitigar el impacto de la diferencia entre el mundo intrauterino y extrauterino etc.

<u>Parto humanizado</u>

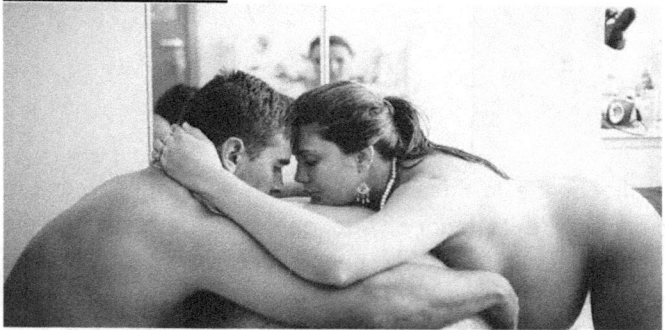

El parto humanizado es una actitud, no un método. La mujer es protagonista del nacimiento de su hijo, donde sus elecciones son respetadas y discutidas con los profesionales con este punto de vista, usando la medicina basada en evidencia científicas. En pocas palabras, el parto humanizado se refiere además a un parto que es tratado como un proceso fisiológico normal que, solamente en una minoría de los casos, requieren intervenciones.

Cesárea

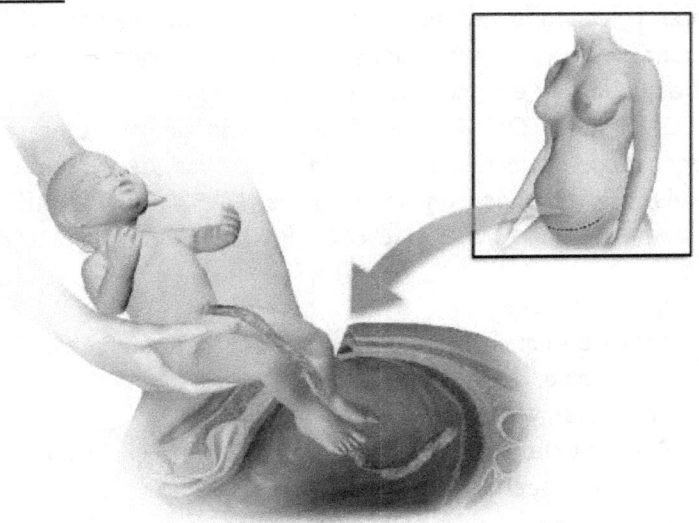

La cesárea se realiza vía transabdominal, es decir, con la incisión del abdomen de la madre en varias capas hasta llegar al feto dentro del útero y retirarlo por esta incisión. Después que el bebé es retirado, ocurre la eliminación de la placenta y la sutura de cada plano abierto.

Las grapas de la cesárea las quita la enfermera o matrona en consulta, pero ahora hacen más una sutura intradérmica que deja menos cicatriz, pero se retira igual, no se caen solos esos puntos.

Por último, cabe destacar que lo que es bueno para una persona puede no ser bueno para otra... Por lo tanto, cualquier persona no le cabe juzgar las decisiones de la mujer en relación con el tipo de parto elegido. La decisión depende de ella, pero, por supuesto, siempre debe guiarse por profesionales de confianza.

18 PUERPERIO. CUIDADOS DEL POSTPARTO

Es una fase muy importante y que debemos cuidar. Hemos pasado por un largo embarazo y hemos dado a luz. El trabajo realizado ha sido el más costoso de nuestra vida y estamos doloridas y cansadas. Además, tenemos en casa un bebé que llora y encima, nadie nos hace caso.

RECOMENDACIÓN A LA PAREJA: cuida de tu mujer, está destrozada. Prioriza sus necesidades y las de tu bebé, lo demás y los demás son secundarios. LAS DOS PRIMERAS SEMANAS SON MUY DURAS. PACIENCIA QUE TODO PASA.

<u>Cuidados generales:</u>
- Intenta dormir todo lo que puedas, cada vez que el bebé duerma, duerme tú.
- Come bien y variado.
- Bebe mucho líquido, te hará mucha falta, en especial si das el pecho.
- Los puntos se caen solos, las grapas de la cesárea te los quita tu matrona en siete o diez días.
- Hidrata tu pecho con aceite de oliva si das pecho, claro.
- Inicia ejercicios de suelo pélvico y recuperación del parto tras la cuarentena de forma paulatina y sin forzar.
- El sangrado puede durar desde quince días hasta los cuarenta y va cambiando de color. Va del rojo al rojo oscuro y de ahí al blanco amarillento. Vigila el olor por si hay alguna infección.
- Después de la cicatrización (vaginal o en la tripa) iniciar masajes con aceite de rosa de mosqueta. Las cicatrices hay que tratarlas.
- Puedes tener relaciones sexuales cuando pase la cuarentena, con precaución para no quedarte embarazada tan pronto, no es bueno y con lubricante. Poco a poco cuando estés preparada.
- La menstruación puede volver cuando termine la cuarentena, después de la lactancia o en medio.

Si te duele o está inflamada la episiotomía

- Lávala con agua y jabón neutro.
- Sécala con toques, pero déjala bien seca.
- Puedes poner hielo local con un paño. Una bolsa de guisantes suele venir muy bien, se adapta a tu forma. Hazlo tres veces al día durante diez minutos.
- Mantenlo al aire siempre que puedas. Se curará mucho antes.
- Cuando cicatrice, realizar masajes con aceite de rosa de mosqueta.

Cómo curar la cicatriz de la cesárea

- Lavarla con agua y jabón neutro.
- Secarla a toques muy bien.
- Utilizar braguitas altas de algodón.
- Dejarla al aire siempre que puedas.
- Cuando cicatrice, realizar masajes con aceite de rosa de mosqueta.

Problemillas con la lactancia materna

- Recuerda que la subida de leche se produce a las 48/72 horas después del parto.
- Signos de mastitis: inflamación de la mama+calor+enrojecimiento+fiebre.
- ¿Qué puedo hacer? Darme duchas calientes con masaje en la zona. Después, extraer la leche con succión de bebé o sacaleches. Y por último, aplicar frío local durante diez minutos tres veces al día.
- Si no mejora vete al médico porque puede que necesites antibiótico.
- Si te molesta el pezón: usar aceite de oliva y cuando termines de dar el pecho restriega leche tuya por el

pezón y deja que se seque allí. El bebé puede succionar leche con el aceite y tu leche seca, no pasa nada.
-Para evitar las grietas debes: colocar bien la boca de tu bebé, las grietas salen porque no está bien colocado. Mira cómo se hace en el apartado de lactancia materna; hidrata bien tu pecho con el aceite de oliva y la leche materna y deja tus pechos al aire todo el tiempo que puedas.

Babyflues

Se trata de un periodo de tristeza o lloro materno que puedes sufrir durante las dos primeras semanas después del postparto. Es normal, no pasa nada. Si dura más, vete al médico para no caer en depresión.

Las dos primeras semanas de convivencia con tu bebé son extremadamente duras, tenéis que acoplaros y acostumbraros a vuestra nueva situación, que es muy diferente a la que vivías antes, unido al cansancio por no dormir y los dolores postparto, así que si todo "te supera" piensa que es normal, que pasará en breve y pide ayuda. No eres una "superheroína", eres una mujer que acaba de dar un luz y está destrozada. Debes recuperarte, física y emocionalmente.

Anticonceptivos compatibles con la lactancia

Muy importante usarlos porque TE PUEDES QUEDAR EMBARAZADA: Cerazet, implante subdérmico, preservativo, DIU, Mirena.

Recuperación del suelo pélvico

Una vez pasada la cuarentena puedes iniciar algo de ejercicio, retomar tus ejercicios de Kegel, usar bolas chinas de manera progresiva y hacer gimnasia abdominal hipopresiva, lo mejor es ir a un profesional para que te enseñe a hacerlo. Desde un primer momento, hay que caminar y al principio no cargues peso.

NO UTILICES FAJAS, DAÑAN MÁS QUE AYUDAN.

19 LACTANCIA, BIBERÓN O AMBAS

Si decides no dar lactancia materna tienes que comunicarlo al hospital para que te den unas pastillas que hacen que no tengas la subida de leche.

Si decides sí darle el pecho, ten en cuenta estos consejos, ya que te pueden ser muy útiles.
  -Poco a poco. Debes tener al principio mucha paciencia.
  -Hay cursos de lactancia en tu hospital.
  -Pide ayuda si la necesitas.
  -Mira bien cómo tiene que poner la boca el bebé.
  -

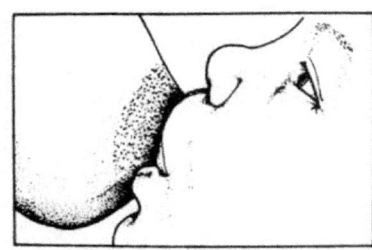

AGARRE INCORRECTO

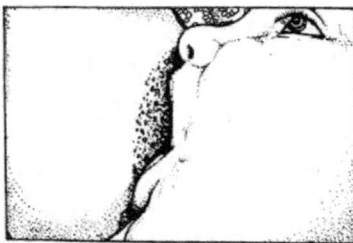

AGARRE CORRECTO

-Cuando ya haya agarrado bien y esté acostumbrado puedes turnarte con un biberón tipo CALMA de MEDELA, que es compatible con la lactancia.
-Cuida tu pecho con aceite de oliva, leche materna y dejándolo al aire.
-Si no puedes, no te tortures, déjalo, no pasa nada. Sigues siendo una madre estupenda.
-También existen las pezoneras, quizá te ayuden.
-

TRUCO: pon tu pezón a la altura de su nariz para obligarle a abrir mucho la boca.

La lactancia materna se debe hacer a demanda, esto quiere decir que le das el pecho al bebé cuando este lo reclama, porque puede tener hambre o sed. Cuando son muy pequeñitos, no es aconsejable que pasen más de tres horas, así que tendremos que despertarlo para evitar una bajada de glucosa en nuestro hijo o hija.

A veces, podemos sacarnos leche y dársela con una jeringuilla despacio, por ejemplo si tarda mucho en comer, son las cuatro de la mañana y no podemos más.

Por cierto, todas las madres tienen leche y toda la leche son buenas. Lo que ocurre es que las primeras leches son más claras, pero eso es lo que necesita nuestro bebé. La leche de la madre se va adaptando a las necesidades del peque, si está malito tiene más defensas, si come más, producimos más... todo se rige por la demanda del bebé y su succión, de ahí que sea importante que en el hospital nos pongamos muchas veces al bebé al pecho para estimular la subida de leche.

Al principio se hinchan mucho los pechos y se ponen duros, evidentemente, duelen, sácate un poco de leche con tu propia mano masajeándote y así te aliviarás y además, le será más fácil a tu bebé agarrarse al pecho. Puedes tomarte algún analgésico, no pasa nada, y te pueden dar unas décimas de fiebre. Todo se resuelve vaciando el pecho.

Entre toma y toma podemos poner frío para el dolor. La lactancia desgasta mucho a la mamá, debes alimentarte bien, bebes agua, tomar más calcio y hierro. Te ayudará a recuperar tu figura, el gasto estimado en calorías es de quinientas.

RECUERDA: lo peor son las dos primeras semanas. Luego todo mejora.

La OMS recomienda la lactancia materna combinada (con otros alimentos) hasta los dos años. Lo mínimo, siempre que se quiera y pueda, hasta los seis meses. Cada una que elija y se vaya adaptando a sus necesidades. Recuerda que la producción = estimulación.

Al principio te saldrá el calostro, antes de la subida de leche, es muy poca cantidad, pero repito, es lo que el bebé necesita en ese momento.

Cosas importantes para conseguir un buen enganche
- Paciencia.
- Que el labio inferior se doble hacia afuera.
- La boca la debe tener muy abierta, de tal manera que agarre el pezón y gran parte de la aureola. El pezón estará entero dentro de su boca.
- Las mejillas tienen que hincharse, No hundirse.
- La cabeza debe estar inclinada.
- La barbilla pegada al pecho.
- "Barriga con barriga".

Observaciones
- No debes beber alcohol y si lo haces tira la siguiente leche.
- No puedes tomar cafeína.
- Haz una dieta variada y rica en calcio y hierro.
- Bebe mucha agua.
- Aumenta el consumo de lácteos y derivados.
- Come más carnes rojas, lentejas, hígado...
- Te recomiendo la lectura de *Un regalo para toda la vida* de Carlos González.
- Para cualquier duda consulta esta web, está genial: http://albalactanciamaterna.org/
- Hacer todo con una mentalidad positiva, gracias a ti tu hijo crece sanote. PIENSA:
  "YES, I CAN.

20 CUIDADOS DEL RECIÉN NACIDO

Este apartado es un poco largo pero es compleja la cuestión. Vamos a decir solo lo más importante, pero ten en cuenta dos cosas. La primera, sigue tu instinto, suele ser muy útil, y la segunda, piensa con lógica.

<u>En el paritorio</u>

1º.- Nada más salir, se le seca un poco, le ponen un gorrito y una manta precalentada. De este modo se evita que pierda temperatura por la cabeza.

2º.- Hace la madre, padre o ambos el piel con piel (poner al bebé, manchado de líquidos, sangre, grasa..., en el pecho de la madre/padre) para que suba de temperatura, estreche lazos sentimentales y un montón de cosas buenas, aunque él esté "hecho un guarro" y nosotras destrozadas.

3º.- Test de Apyar: se realiza al minuto de vida y a los cinco minutos se repite. Al nacer todos los bebés están azules/morados porque no han respirado oxígeno. Luego, poco a poco van cogiendo ese color rosáceo tan característico de los bebés. Que sus manos y pies se tornen a rosado puede tardar hasta cuatro horas. También se observa su frecuencia cardiaca, respiración, irritabilidad,...

NOTA IMPORTANTE: los bebés no tienen por qué ponerse a llorar nada más salir, pueden tardar un minuto, así que tranquilos y tranquilas.

4º.- Pinzamiento del cordón: pueden hacerte un pinzamiento tardío, se trata de pinzar el cordón umbilical a los sesenta segundos, o hasta que este deje de latir. Esto se hace para que el bebé termine de recibir por el cordón todo lo que la madre le aporta, que es mucho. Pero, hay médicos y hospitales que no lo practican y lo desaconsejan porque se puede producir pérdida de sangre del bebé por el cordón. Lo mejor es que lo hables con tus médicos.

5º.- Profilaxis de Credé para los ojos: se trata de un tratamiento preventivo que se le hace a los recién nacidos para evitar infecciones en los ojos. Les echan o una crema o unas gotas. Poco a poco lo irá absorbiendo, no le quites la crema.

6º.- Profilaxis antihemorrágica: le ponen una inyección con Vitamina K.

<u>En planta:</u>

Aquí lo pesan y miden, además, se le mide el perímetro cefálico.

NOTA IMPORTANTE: en esta fase lo más importante es que tu bebé mantenga la temperatura y que lo pongan piel con piel para que huela tu pezón y vaya hacia él para estimular la lactancia.

Deben orinar durante las primeras 24 horas. A veces sale anaranjado, no te asustes, es normal.

Sus cacas pasan por diferentes transiciones:

1º.- Meconio: es tan espesa y negra como el "petróleo" y muy difícil de quitar. CONSEJO: lleva aceite de almendras y gasas al hospital, así se quitan mejor.

2º.- Cacas de transición: se asemejan al "puré de guisantes".

3º.- Cacas definitivas: tenemos dos variantes, dependiendo de cómo se alimente el bebé.

Si le damos LACTANCIA MATERNA, durante los primeros quince días parecerá que el proceso es "doy teta= caga, doy teta = caga" y luego lo hará más especiado en el tiempo, hasta una vez a la semana incluso. Es de color "mostaza".

Si le damos LECHE DE FÓRMULA, que sí tiene residuos, hará caca todos los días y es de color marrón.

En planta también le hará el doctor una valoración neurológica para ver los reflejos de nuestro bebé.

Le ponen la VACUNA DE LA HEPATITIS B. El hígado de un bebé es muy grande y hay que cuidarlo mucho. No se permite la salida del bebé en España a la calle si no tiene esta vacuna puesta porque es muy peligroso.

También le harán LA PRUEBA DEL TALÓN O SCREENING METABÓLICO. Si hay cualquier problema metabólico en tu hijo van a llamarte en 48 horas, así que da un teléfono que esté disponible y cargado. En caso de que no haya ningún problema, te mandan a casa los resultados en un mes aproximadamente. Con esta prueba detectan enfermedades metabólicas que deben ser tratadas con rapidez para solventarse.

PRUEBA DE LA SORDERA: no siempre sale bien porque se necesita la colaboración del bebé y esto puede ser complicado. Se repite las veces que haga falta.

<u>En casa (esto da para otro libro)</u>

Espero que tengas todo preparado para cuando lleguéis porque os van a faltar horas para todo. Intenta NO tener muchas visitas, sobre todo al principio. Os tenéis que acoplar los tres a los tres. Si metemos más gente, es más caótico para todos, incluido para el bebé.

COLECHO: te aconsejo que lo hagas entre seis meses y un año, pero esto es una decisión de los padres muy personal.

Siempre debemos acostarlo boca arriba, ya se encargan ellos de torcer la cabecita a un lado para no ahogarse. Deben dormir muy cerca de un adulto.

Que duerma entre los padres NO es aconsejable, estamos muy cansados y sin querer podemos aplastarlo.

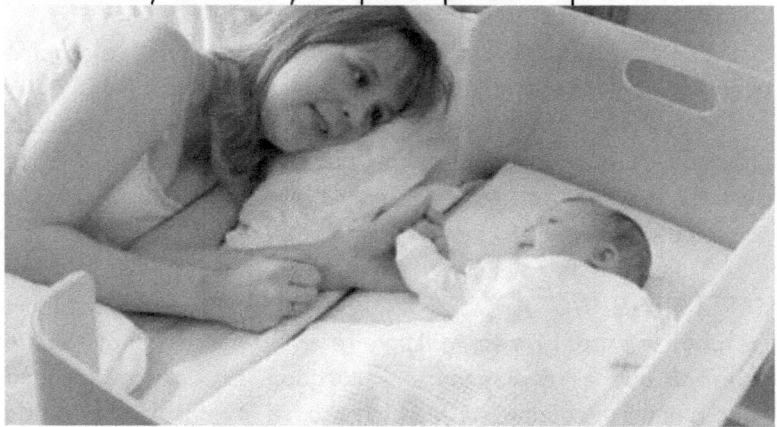

De vez en cuando, por ejemplo, una vez al día una o dos horitas, podemos ponerlo boca abajo pero con la estricta vigilancia de un adulto, para que cambie de postura, el resto del tiempo boca arriba.

La temperatura ideal debe estar alrededor de los 21ºC. Y si queremos poner humidificador, no hacerlo más de una o dos horas al día y debe ser un humidificador de agua fría y cambiar y limpiar esa agua todos los días, para evitar coger bacterias. Todo depende del grado de humedad que haya en tu casa. También es útil que pongas cacharritos llenos de agua en los radiadores.

La cuna debe estar vacía, sin juguetes.

Debes acostarlo de tal manera que sus pies den con el tope de la cama, para evitar que resbale para abajo y se ahogue con las sábanas. Estas las pondrás a la medida, teniendo en cuenta que apoyamos sus pies abajo para que la cabeza siempre esté liberada y respire bien.

Si queremos evitar problemas de cuello y cabeza a nuestro bebé puedes utilizar estos trucos:
-Cambiarlo de postura de vez en cuando.
-Cambiar de sitio aquello en donde el bebé fije la vista para que mueva la cabeza al otro lado. Si en su lado derecho hay un cuadro que le llama la atención, cambiaremos ese cuadro al lado izquierdo y así va alternando los movimientos de la cabeza.
-Cambiaremos la postura en la que le damos el pecho o el biberón.

Su ropita no debe llevar botones, adornos pequeños, ni nada que se pueda tragar.

BAÑO: puedes ver en internet diferentes maneras de coger al bebé para bañarlo. Lo importante es que estés seguro/a y el bebé también.

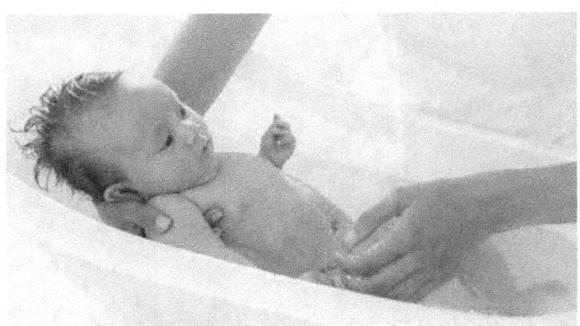

El agua debe estar a 30 o 35ºC, vete probando qué temperatura le gusta más a tu bebé.

El primer mes no les suele gustar pero luego disfrutan mucho, y cuando ya pueden jugar en el agua más.

Es importante no dejar su cabeza durante mucho tiempo mojada por lo de la pérdida de temperatura. Así que puedes lavarla, secarla y ponerle un gorrito y luego sigues con el resto del cuerpo. O puedes hacerlo al revés, deja el lavado de su cabeza para el final.

Durante el primer mes no uses ni jabón ni champú. Echas unas gotas de aceite de almendras en agua y lo lavas con eso.

Es muy importante el secado. Asegúrate que quede bien sequito cada pliegue de su piel.

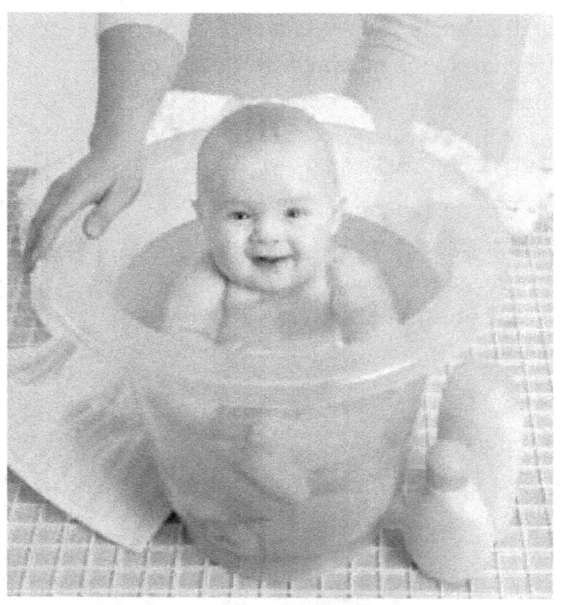

Si lo bañas en un recipiente como este, además, de limpiarlo le ayudas a expulsar gases y evitar/aliviar los famosos cólicos.

HIGIENE DIARIA DEL BEBÉ:

Limpiar la nariz con suero poniendo al bebé de lado y masajeamos. También puede ponerlo con la cabeza hacia abajo. Cuando sea más grande lo podemos hacer con una jeringa con suero. También hay otros métodos pero son más desagradables para el bebé y para el que lo hace.

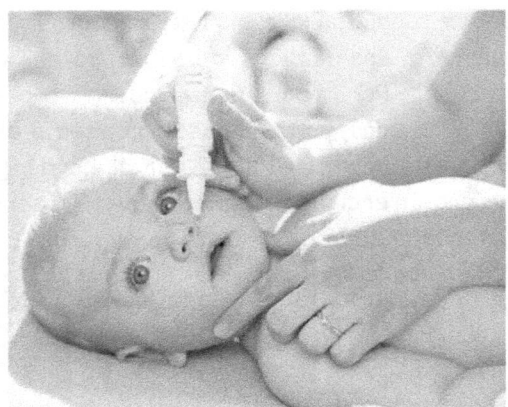

Debes limpiarle los ojos con suero y gasas, cada ojo con una gasa diferente limpia.

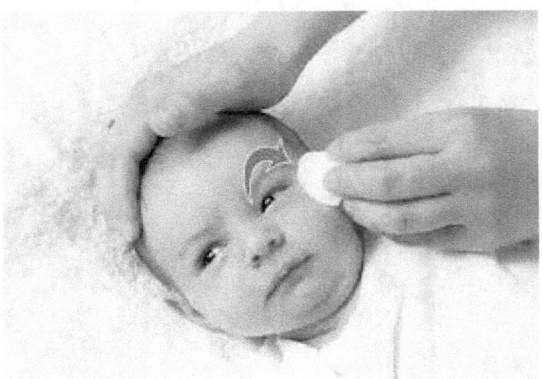

Y, por último, lavar y limpiar su boca con una gasa y agua.
CONSEJOS: que no use manoplas si no es para el frío. Si no queremos que nuestro bebé se arañe con las uñas, se las cortamos o limamos. Ánimo que no pasa nada. Aprovecha cuando esté durmiendo para ir cortando poco a poco. En seguida te acostumbras a hacerlo.

El ombligo se limpia con agua y jabón y se seca bien. También puedes utilizar CLORHEXIDINA ACUOSA, en realidad puedes usarla para cualquier herida que se haga tu bebé o tú mismo/a. Los médicos lo utilizan porque desinfecta más que el alcohol. Pero te pueden mandar que lo seques con alcohol de 70°. Además, pon una gasa por debajo del ombligo. Cuando laves a tu bebé HUELELO, si el cordón huele mal puede haber una infección, llévalo al médico. Es bueno que le dé el aire, así que pueden bajar un poco el pañal. Se trata de que el cordón se seque y se caiga.

No te asustes cuando se ponga negro y feo, es normal. Tú fíjate bien que no huela mal, es lo importante.

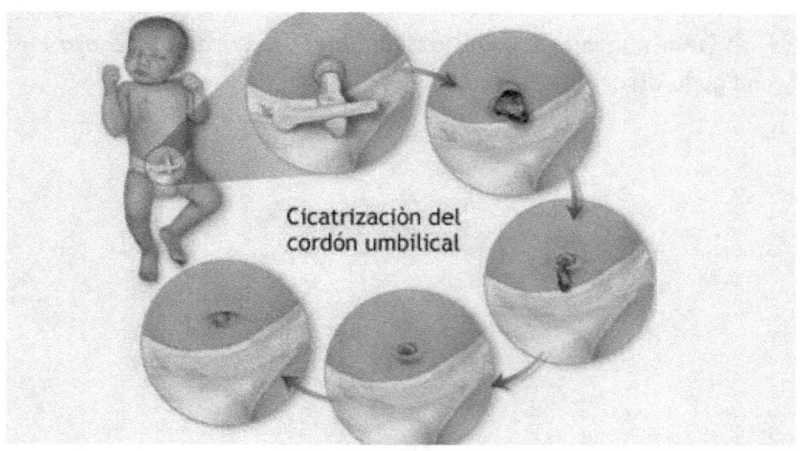

Cicatrización del cordón umbilical

21 COSAS RARAS DEL RECIÉN NACIDO QUE DEBES SABER PARA NO ASUSTARTE

Los bebés a los días de nacer suelen perder un diez por ciento de su peso, así que no te asustes.

<u>Su cabeza</u>:

Tiene zonas blanditas y cuando los bebés están deshidratados esas zonas se hunden. Fíjate en cómo evoluciona la cabeza de tu bebé. Si con el paso de los días sigue habiendo muchas zonas cartilaginosas, díselo al pediatra porque quiere decir que a tu bebé le faltan vitaminas.

Los huesos de la cabeza al principio no están fusionados, irán cambiando poco a poco. No te asustes porque tu bebé nazca con la cabeza apepinada, es normal, casi todos los bebés nacen así del esfuerzo de empujar para salir. Esto se llama CAPUT y antiguamente tumor de parto, es un nombre muy feo que no debe asustarte si lo oyes porque no significa lo que parece. En unos días, tu hijo tendrá la cabeza más redondita.

También puede ocurrir que tenga un hematoma, se llama CEFALOHEMATOMA. No pasa nada. Desaparecerá.

<u>Cara y cuello</u>

Para que abran los ojos solo tienes que quitarles la luz. Puede suceder que primero abran un ojo y luego el otro. Esto se llama NISTAGMO. Deben aprender a utilizarlos. Lo cierto, es que deben aprender a hacer todo.

CONSEJO MUY ÚTIL: ponte en la piel de tu bebé de vez en cuando, ten en cuenta que para él todo es nuevo y se sienten solos y despistados.

PETEQUIAS: son pequeños puntos rojos en la piel y debes llevar a tu peque al pediatra porque puede ser una infección interna o una alergia.

Debes comprobar que la nariz y los ojos estén alineados.

Al principio los labios y los ojos suelen estar hinchados.

Les pueden salir pequeños APÉNDICES en las orejas, por ejemplo, puedes operarlos para quitárselos más adelante. Es una cuestión estética. No son dañinos.

Les puede salir un callo de succionen el labio. No debes hacer nada.

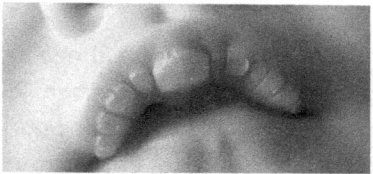

Piel:

Nacen llenos de grasa y de pelos (Lanugo) que se irá cayendo poco a poco. Hasta pasadas 24h no se les baña en el hospital. Esa grasa se llama VÉRMIX y protege al bebé y su temperatura corporal.

Si ha tenido alguna vuelta de cordón en el cuello, cosa muy común, quizá su piel siga azul durante unas horas más y tarde en ponerse rosita.

MANCHA MONGÓLICA O NEVUS CONGÉNITO: lo más importante de todo es que NO están relacionados con ningún tipo de enfermedad. Se llama así por los mongoles. Se trata de una mancha de la piel muy común que enrojece cuando el bebé se enfada.

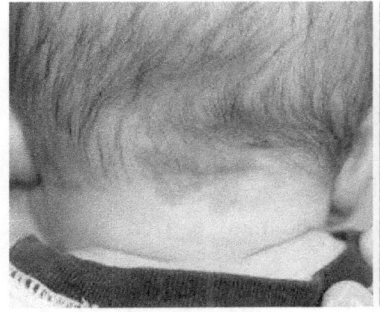 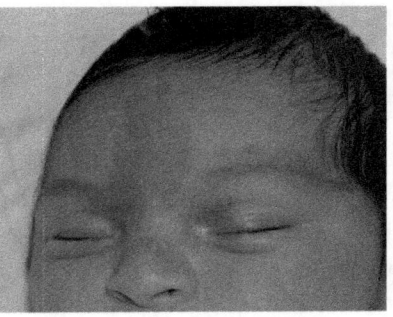

CUTIS MARMORATA: es una coloración en la piel, pero en un mes se pone normal. No pasa nada.

MILLIUM en cara o boca: son puntitos de grasa que se van solos.

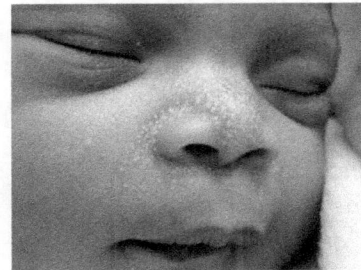

¡¡¡CUIDADO!! Si te miras el pecho y tú también tienes pueden ser hongos. No es peligroso pero tenéis que trataros los dos.

ACNÉ: granos por el cuerpo que irán desapareciendo conforme elimine el bebé las hormonas de la madre.

ICTERICIA: básicamente se ponen amarillos el primer día de nacimiento por una incompatibilidad de grupo sanguíneo con la mamá. Suele pasar más con el segundo hijo. Si ves que a los dos o tres días no se le ha quitado, solo tienes que dar largos paseos con él para que le dé la luz. Tienen que eliminar los glóbulos rojos que tienen en exceso y lo hacen a través de la piel.

Resto del cuerpo

<u>Las clavículas</u> se pueden romper al salir el bebé, luego se fusionan solas. No hay ningún problema.

<u>Gotitas de bruja</u>: del pecho del bebé salen gotas de leche, es debido a las hormonas de la madre. Conforme se eliminen estas hormonas dejará de salir, pero es importante no tocarlas porque podemos estimular su pecho y que salgan más.

<u>Su tripa</u> está como hinchada, y es normal.

<u>Espalda</u>: debemos tener mucho cuidado al tocar la zona de los riñones cuando le damos un masaje, sobre todo si está desnudito porque por acto reflejo se orinarán.

<u>Las caderas</u>: MANIOBRA DE ORTOLANI Y BARLOW. Se la realizará el médico cuando nazca tu bebé para el cuidado de sus caderas. Todos nacen con el fémur desencajado y luego se termina encajando en la cadera, será ese el momento en el que tu bebé esté preparado para aprender a andar y NO ANTES. Por eso NO debes forzar a tu bebé a aprender a caminar, cuando él tenga el fémur en su sitio, será el primero en querer ponerse de pie y andar. Este también está relacionado con lo de portearlo con forma de ranita que ya hemos explicado. Si lo porteamos mal, sus caderas se abren y dañan al igual que sus genitales. El orden lógico de un bebé es:

1º.- Se arrastran.
2º.- Gatean de un lado.
3º.- Gatean con las dos piernas.
4º.- Se ponen de pie apoyándose.
5º.- Dan sus primeros pasos.

Repito: ¡¡¡NO FORZAR A QUE AVANCE MÁS RÁPIDAMENTE DE UNA FASE A OTRA!!!

DESACONSEJAMOS EL USO DEL TACATÁ.

Genitales femeninos del bebé: puede tener una pseudomestruación por las hormonas de la madre, es decir echan unas gotitas de sangre. Conforme elimine las hormonas, se irá. Además, nacen con los labios internos inflamados, es completamente normal.

Genitales masculinos del bebé: podrás observar que los testículos de tu hijo suben y bajan. Esto puede suceder hasta que tengas 3 o 4 años. Lo importante es que te fijes que en algún momento hayan bajado los dos, en caso contrario... al pediatra. NO PRACTIQUES LA TÉCNICA DEL TIRÓN EN EL PREPUCIO DE TU HIJO, PUEDES PROVOCAR UN DESGARRO. A partir del año se puede ir bajando muy poco y lentamente SIN PROVOCAR DOLOR EN EL BEBE y limpiarlo. Puedes hacerlo cuando lo estés bañando, pero sin prisas. Jamás de golpe.

22 EL LLANTO DEL BEBÉ. ¿QUÉ LE PASA?

Los bebés pasan por diferentes etapas. Si le acostumbras a los brazos y al movimiento desde el principio, eso es lo que te va a demandar continuamente. No se trata de dejar que tu hijo llore y llore hasta que tus vecinos te echen del edificio, pero tampoco es necesario cogerlo en brazos, puedes tocarlo, cantarle, mecerlo...

<u>Aquí tienes algunos consejos útiles para el llanto del bebé.</u>

1º- Cuando llore, que vaya solo UNO de la pareja a ver qué sucede. Los dos, NO. La razón es muy sencilla: esto es una cosa de pareja, y dos personas que apenas duermen con un bebé que llora y llora tan solo pueden hacer una cosa, pelearse. Va uno y lo intenta solucionar, no lo consigue pues pasa al número dos.

2º- Pedir ayuda a otra persona e irse a desconectar un poco. Te hará falta. Es necesario no desesperarse porque sin querer podemos provocar en el bebé una hemorragia con algún movimiento brusco y en nosotros un ataque de ansiedad.

También, a modo de estrategia, debemos tener una *check list* de qué hacer cuando el bebé llora. Es aconsejable que la tengas visible para no desesperar e ir haciéndola paso a paso.

<u>*Checklist:*</u>
   1º.- Comprobar si es por HAMBRE/SED.
   2º.- Comprobar si es el PAÑAL.
   3º.- Comprobar si el bebé está una POSTURA INCÓMODA.
   4º- Comprobar si le molesta LA ROPA porque quizá algo le aprieta o le queda pequeño. Lo desnudamos y cambiamos de ropa.

5º.- Comprobar si tiene algún DOLOR LOCALIZADO: si se le ha enredado un pelo nuestro en un dedito y le molesta o algo similar. Para ello, lo desnudamos y comprobamos su cuerpo.

6º.- A URGENCIAS: Pueden ser cólicos, pero ya te adelanto que no van a hacerle nada. Procura darle masajes y calmar a tu bebé, los cólicos son muy irritantes para el bebé y para los padres.

Trucos para los cólicos:
- Meterlo en el cubo que hemos visto en el apartado del baño.
- Llevarle a que le dé un fisio de bebés unos masajes y que te enseñe a ti a darlos, son muy efectivos.
- Tenemos que intentar que nuestro bebé haga caca y expulse los gases.
- Ponerle calorcito en la tripilla y lumbares, para eso las bolsitas de semillas que se calientan en el microondas funcionan genial, veréis cómo enseguida los expulsa. También venden este tipo de fajitas, que son iguales pero más cómodas de usar.

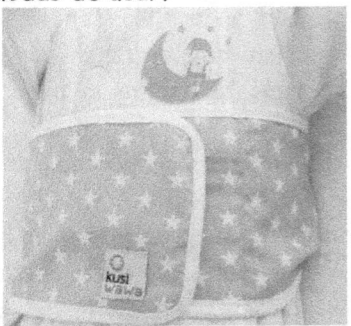

NO LE DES NUNCA NINGÚN TIPO DE INFUSIÓN (MANZANILLA, HINOJO...) NI ANISES NI NADA, PUEDES PRODUCIRLE SANGRADO DE ESTÓMAGO.

¡¡¡¡¡¡¡¡¡¡¡VE A SU PEDIATRA!!!!!!!!!!!!

Trucos que podemos utilizar para calmar el llanto de un bebé:

- Ponerle ruidos que a los adultos nos suelen molestar, como por ejemplo la lavadora centrifugando, el secador de pelo o los ruidos blancos (ballenas, lluvia, tormenta,...). HAY APPS DE CANCIONES Y RUIDOS PARA BEBÉS QUE FUNCIONAN MUY BIEN. VETE PROBANDO PARA VER QUÉ SONIDO CALMA A TU HIJO Y PONLE LUEGO SIEMPRE EL MISMO.
- Darle un paseo en el coche, el ruido del motor del coche puede que relaje a tu bebé.
- Técnica de METERLE EL CHUPETE, PERO SIEMPRE DESPUES DE QUE HAYA AGARRADO BIEN EL PECHO, por el bien de nuestros pezones.
- Hacer el "piel con piel" en casa.
- Mecerlo suavemente o bruscamente, depende del bebé.
- Darle un masaje abdominal suave.
- Recogerlos con un arrullo con los brazos del bebé en cruz. Es una técnica muy utilizada por matronas. Incluso le sujetan con la mano el pecho un poco pero que apenas se mueva.
- Portearlo y andar: el porteo debe ser ergonómico. NUNCA DEBEMOS PONERLO HACIA DELANTE. Siempre debe ir pegado a nuestro pecho y si es grande lo ponemos en la espalda. La forma en la que debe quedar su cuerpo es la de la RANITA, es decir, nada de llevar las piernas colgando, porque le estaremos dañando la cadera.

Mira las ilustraciones:

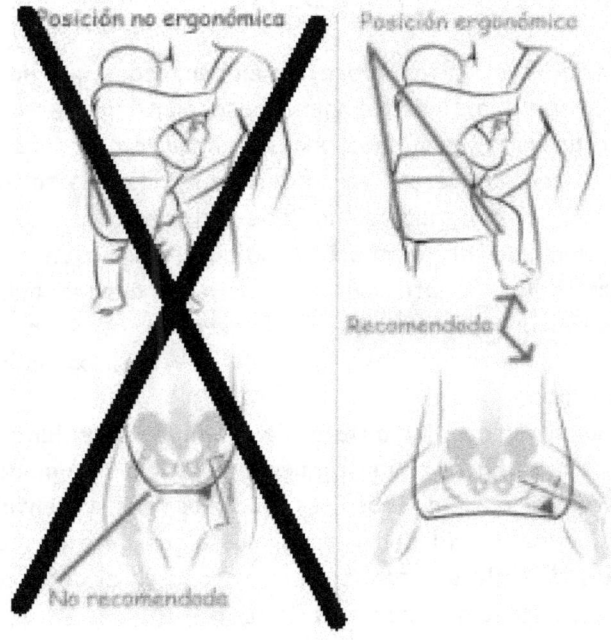

Minimizar los estímulos de nuestro bebé es importante porque hoy en día muchos bebés están HIPERESTIMULADOS. Debe tener momentos, a lo largo del día sin ruidos, sin colorines, sin música, sin gente, con luz tenue. Tiene que aprender a aburrirse y a estar tranquilo. No hay que estar haciéndole cosas continuamente.

23 FALSAS CREENCIA Y MITOS

Son muchos los mitos sobre las embarazadas que no nos debemos creer. No tienen ninguna base científica y no nos benefician en nada, pero cada una, que haga lo que crea más conveniente con su cuerpo. Voy a desmentir los más famosos con un poco de humor, que eso no debe faltar nunca.

- **La forma de tu vientre NO indica si tienes un niño o una niña.** Fíate más de una eco, aunque pueden equivocarse, no serías la primera en comprar todo rosa y luego salirte un niño. ¡¡Vivan los colores neutros!!
- **Si no satisfago mi antojo de... mi bebé saldrá con una mancha de… en su cuerpo.** Sí, claro, a modo de *New tatoo*. Una cosa es que nos guste sentirnos mimadas y cuidadas y tengamos algún antojo, y otra muy distinta utilizar lo de la mancha en el bebé como excusa para atiborrarnos de todo.
- **NO se pueden mantener relaciones sexuales durante el embarazo.** Si el médico no te lo prohíbe, claro que puedes, es más, es muy beneficioso para todo y para todos. ¡Dadle marcha al cuerpo!
- **Durante el embarazo hay que comer por dos.** ¿Y si tienes trillizos comes por cuatro?
- **NO puedo hacer deporte. Estoy embarazada.** SÍ puedes y debes realizar deporte precisamente porque estás embarazada, pero de otro tipo: andar, Pilates, yoga, nadar… Todo de forma moderada y controlada.
- **Tengo acidez estomacal porque mi bebé tiene mucho pelo.** No tiene nada que ver una cosa con la otra. Las embarazadas tienen acidez casi siempre, independientemente del pelo de su futuro hijo.
- **NO me puedo dar un baño, el agua puede llegar al feto y…** qué, ¿ahogarlo? Es surrealista esta creencia. Puedes bañarte, nadar, hacer aquaerobics, AIPAP…
- **No me puedo teñir porque el tinte le llega al bebé y…**

¿te sale el niño con mechas? Por supuesto que te puedes teñir pero evita los tintes que llevan productos tóxicos como el amoniaco, plomo o derivados del petróleo. Hay muchos tipos de tinte, no renuncies a tu belleza. No te descuides, porque arreglarte revierte en tu salud mental y bienestar.
- **Echarle la "culpa" a la mujer de no poder concebir a un varón es falso, doloroso, irrespetuoso y completamente erróneo.** El sexo del bebé está determinado en espermatozoide masculino.
- **Mi madre tuvo un parto muy difícil, así que yo voy a tener un parto muy difícil también.** Influyen muchos factores en el día x, que tu madre lo pasara fatal no quiere decir nada, tu madre y tú sois dos personas distintas y cada una vivirá la experiencia a su manera (y en su época).
- **Durante la luna llena, entran en el trabajo del parto muchas más mujeres.** Pues los hechos contradicen esta afirmación. No tiene nada que ver la luna con dar a luz. Por cierto, aprovecho para comunicar que tampoco existen los hombres-lobo.
- **Si tengo antojos de salado es un niño y si es de dulce es una niña.** ¿Y si es agridulce, qué es? Extraterrestre. Este tipo de afirmaciones tampoco tienen fundamento alguno.

Y así podríamos estar otras cincuenta páginas. **Si tienes cualquier duda, pregunta a tus médicos, ellos te dirán la verdad.**

24 LOS PAPELES

NOTA IMPORTANTE; TODO LO QUE OS VOY A CONTAR EN ESTA SECCIÓN ES PARA EL TERRITORIO ESPAÑOL, EN EL AÑO 2018. SIENTO NO SABER LO DE OTROS PAÍSES.

- Inscripción del recién nacido en el registro civil. Tienes ocho días máximos desde que nace. Necesitas:
  - Si estáis casados: declaración del nacimiento del padre, madre, abuelos, tíos, primos o cuñados del nacido y parte médico del alumbramiento (te lo da el hospital); DNI de los padres y libro de familia.
  - Si no estáis casados: declaración de los progenitores, debiendo acudir tanto la madre como el padre al registro junto con el parte médico de alumbramiento (te lo da el hospital); DNI de los padres; se hará constar el estado civil de la madre. (Si existe un matrimonio anterior hay que romper la presunción legal de paternidad con un certificado de matrimonio con la nota correspondiente y una sentencia firme de separación o divorcio testimoniado. Si se tratase de separación de hecho, tendrá que acudir al registro con dos testigos).
- Asistencia sanitaria del bebé: en la oficina del Instituto Nacional de la Seguridad Social (INSS) más cercano con CITA PREVIA (APROVECHA Y PIDE LA CITA PREVIA PARA ESTO Y PARA LA BAJA POR MATERNIDAD/PATERNIDAD A LA VEZ. Tenéis que ir los dos para firmar cada uno su baja). Lleva el certificado de la inscripción el Registro Civil y la cartilla de la Seguridad Social del titular a cargo del cual se pondrá el bebé, padre o madre. Si tienes además un seguro privado, llámalos cuanto antes,

aunque tu hijo queda cubierto el primer mes de vida con el seguro de la madre.

-Prestación/baja por maternidad/paternidad: debes ir a tu médico de cabecera y si previamente estabas de baja, que te dé el alta con la fecha del día ANTERIOR al parto. Y después te dé la baja por maternidad. Lo llevas a tu trabajo y se gestiona con el Informe de Maternidad que te da el médico de cabecera. Posteriormente, debes acudir a las oficinas del INSS porque es el organismo encargado de esta prestación CON CITA PREVIA, que como ya sabemos ahora mismo dura 16 semanas para las mujeres y un mes para los hombres.

- Por la ley de dependencia, es decir cuando un recién nacido pesa menos de 2.200 gr, se consideran dependientes los seis primeros meses. Además, de hasta las 13 semanas que te pueden dar si el bebé está ingresado, se suman dos semanas más por hijo. Debes ponerte en contacto con el trabajador social del ayuntamiento de residencia desde el primer momento para resolver cuanto antes el expediente. Puede llevar una ayuda económica y tiene efecto retroactivo. Es un proceso muy lento.

- Empadronamiento: se hace en el ayuntamiento y tienes que llevar el certificado del Registro Civil o el libro de familia. (Ya están dejando de dar el libro de familia y dan un código de barras.)

-Acuérdate de pedir la Ayuda por ser madre trabajadora. Consiste en una deducción de hasta 1.200 euros al año en tu declaración de la renta por haber sido madre. Esta deducción la puedes aplicar cuando hagas tu próxima declaración (del año en que nació tu bebé) o bien pedir el pago anticipado a lo largo del año, es decir, 100 euros al mes. La ayuda se cobra por cada hijo que tengas, hasta que haya cumplido los tres años.

Se rellena el modelo 140 de la Agencia Tributaria y lo presentas en una agencia, o lo mandas por correo o por internet a través de aeates. Pero cuidado con la trampa: SE TRATA DE UNA DEDUCCIÓN EN TU RENTA, POR LO QUE EN TU PRÓXIMA DECLARACIÓN TE PUEDE SALIR A PAGAR E INCLUSO QUE DEVUELVAS LOS 1200 EUROS. Todo depende de los ingresos que tengas.

25 WEBS DE CONSULTA IMPORTANTES

Aquí tenéis un vídeo en donde os explican ejercicios para fortalecer el suelo pélvico, es muy importante que hagáis todos los días este tipo de ejercicios.
https://www.youtube.com/watch?v=5nAJhcJKsa0

Además, están los famosos Ejercicios de Kegel para el suelo pélvico.
https://www.youtube.com/watch?v=_Hq0QgbL-4s

En el siguiente vídeo nos enseñan a hacer gimnasia para embarazadas con la pelota de Pilates.
https://www.youtube.com/watch?v=Sl8U5JVkLbw

Para realizar el masaje perineal para intentar evitar la episiotomía y el desgarro vaginal durante el parto. Yo empecé a hacerlo (mi pareja) en la semana 31, pero la gente suele empezar un poco más adelante. En el siguiente vídeo lo explican bastante bien:
https://www.youtube.com/watch?v=xKxa4X8Yqnw

Aquí tenéis ejercicios postparto con vuestro bebé, hasta que no haya pasado el periodo de cuarentena NO los hagas. Después puedes hacerlos progresivamente e iniciar los ejercicios de Kegel y de suelo pélvico que hemos visto arriba.
https://www.youtube.com/watch?v=_tHF7SZ0J70
https://www.youtube.com/watch?v=ovKCabDpGSE
https://www.youtube.com/watch?v=5p43x7GoqzI

Para saber qué medicinas puedes tomar durante el periodo de lactancia debes consultar la siguiente web, es la misma que consultan tus médicos.
www.e-lactancia.org

Escribes el nombre de la medicina y te pone si puedes o no tomarlo, en caso de que no puedas te da alternativas.

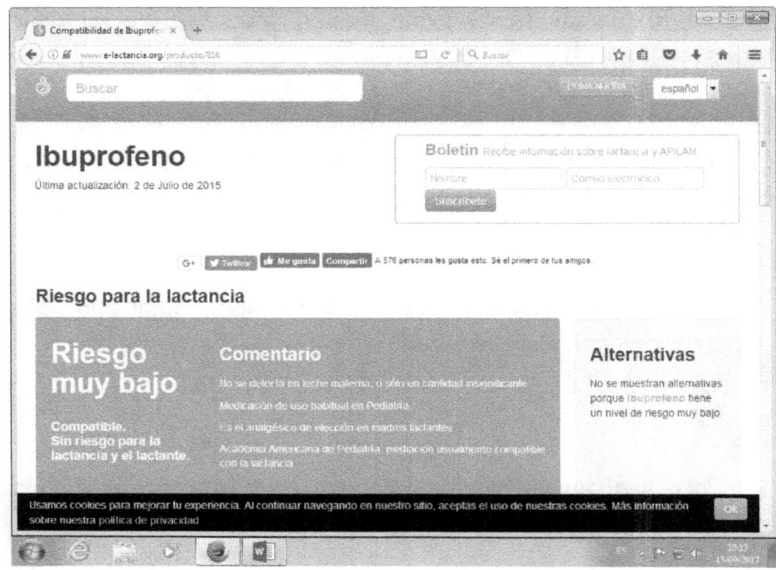

Para las dudas sobre todo lo relacionado con la lactancia: http://albalactanciamaterna.org/

GRACIAS POR LEERME. Y, si me quieres escribir hazlo a crespilloescritora@gmail.com y cuéntame tu experiencia o tus trucos.

¡¡Disfruta de tu bebé!!

26 MÉTODO AIPAP

Como ya sabéis soy súperfan de este método. Así que aquí os dejo información para que la leáis con calma. Yo lo aconsejo, sinceramente, salgo que tu médico diga lo contrario.

El Método AIPAP, método de acondicionamiento general y pélvico en el agua, es un programa de ejercicios en el agua que trabaja todos los músculos, ligamentos y tendones que intervienen en los movimientos y posturas que facilitan el parto. La realización del Método AIPAP durante el embarazo tiene un índice de partos eutócicos del 98,19%. Dato muy superior al 80% que promulga la OMS y más aún al 65-75% de los hospitales públicos en España.

Se divide en 10 sesiones de 50 minutos que se repiten de forma cíclica con un total de 120 ejercicios. Las sesiones se dividen en 5 grupos con distintos objetivos:

- Mejora de la capacidad aeróbica.
- Mejora de la fuerza de los músculos, ligamentos y tendones.
- Elasticidad pélvica.
- Coordinación respiratoria.
- Sesiones de repaso.

Esta es la página de la matrona con la que hice el método AIPAP en Madrid por si os viene bien de referencia. Ella se llama Susana, gracias Susana por todo.

https://www.susmatronas.com/es/inicio/

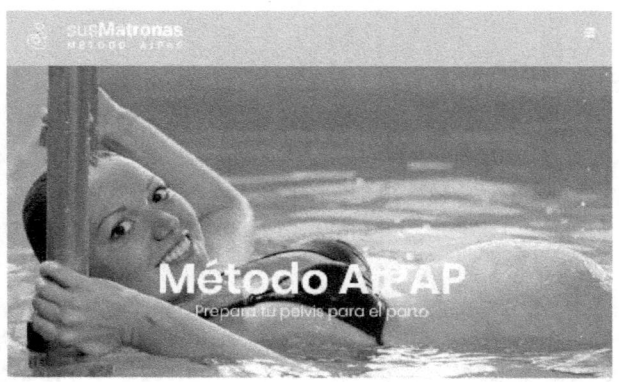

Otras webs de método AIPAP son:
http://aipappreparacionparto.com/que-es-el-metodo-aipap/

https://www.silviaburgo.com/preparacion-al-parto-metodo-aipap/

http://www.matronarte.com/

27 COSAS CHULAS PARA HACER CON TU TRIPA

Aunque parezca mentira, la tripa nos favorece. Yo decía muy orgullosa "no estoy gorda, estoy embarazada" con una gran sonrisa en la cara, y me sentía feliz por ello.

Además, de lucir nuestra tripa podemos hacer cosas muy chulas con ellas, por ejemplo fotografías artísticas de diversa índole. Mira algunas:

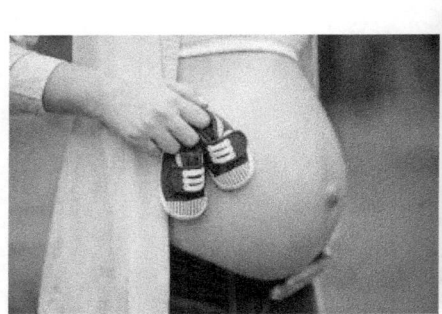
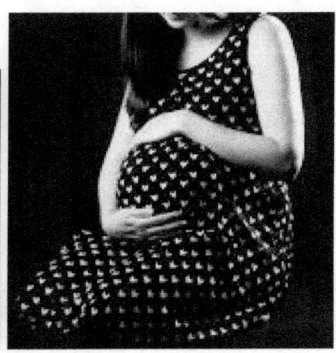
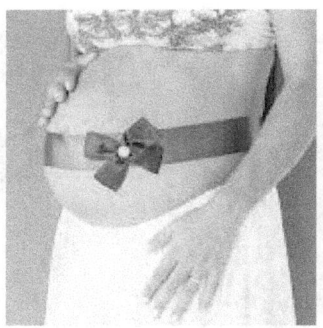
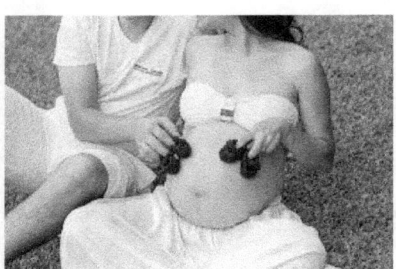

Otra modalidad es la de los dibujos en la tripa, está chulísima. Mirad lo que se hizo mi amiga Eli. Y en la red podemos encontrar muchos más ejemplos de dibujos preciosos. Animaros, es muy divertido y un precioso recuerdo de esta etapa tan "intensa" de nuestras vidas.

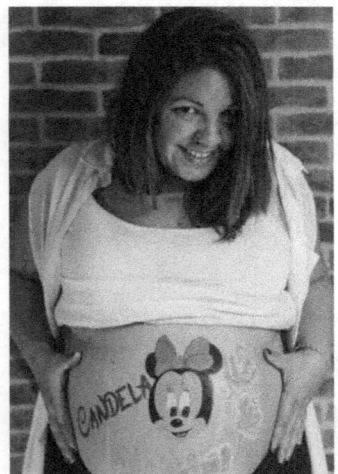

Fotografía de Elisabeth Gil

O puedes animarte del todo y pintarte el cuerpo entero.

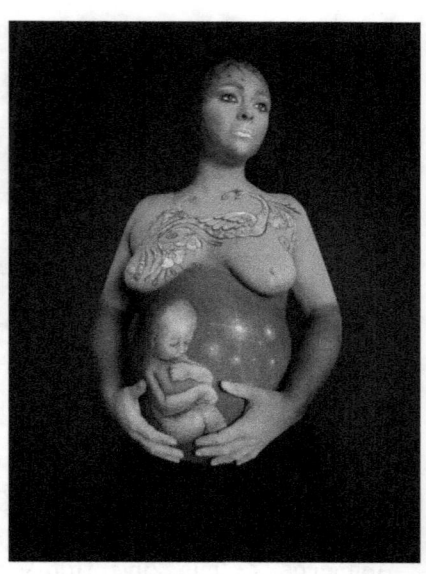

Y para terminar, os presento a Adrián, mi hijo.

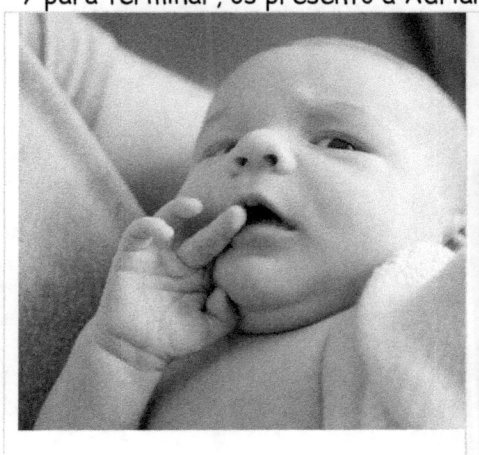
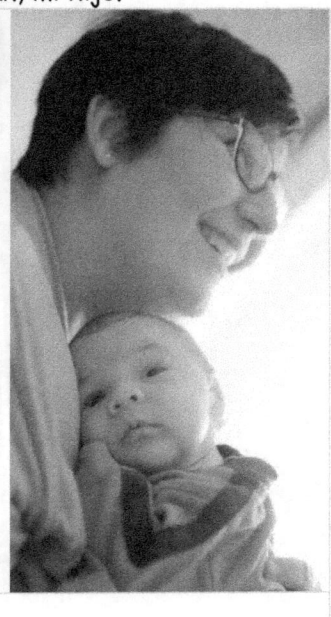

Esta es mi sobrina Lucía:

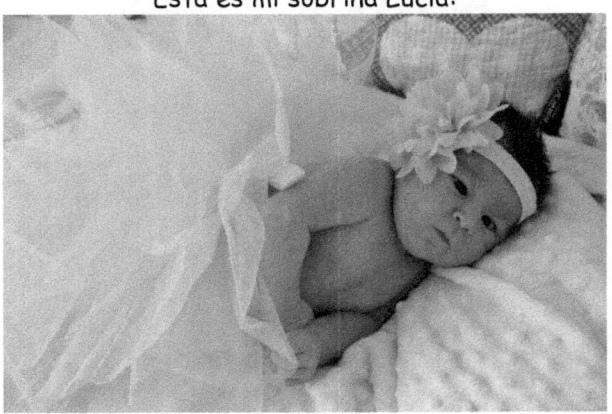

www.ingramcontent.com/pod-product-compliance
Lightning Source LLC
Chambersburg PA
CBHW070312230526
45470CB00002B/836